常见骨骼肌肉疼痛的

罐法治疗

主编　王勤俭　智方圆　张新民

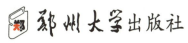

郑州大学出版社

图书在版编目（CIP）数据

常见骨骼肌肉疼痛的罐法治疗／王勤俭，智方圆，
张新民主编. -- 郑州：郑州大学出版社，2025. 7.
ISBN 978-7-5773-1196-8

Ⅰ. R244.3

中国国家版本馆 CIP 数据核字第 2025CD0160 号

常见骨骼肌肉疼痛的罐法治疗
CHANGJIAN GUGE JIROU TENGTONG DE GUANFA ZHILIAO

策划编辑	陈文静		封面设计	苏永生
责任编辑	许久峰　赵佳雪		版式设计	苏永生
责任校对	丁晓雯		责任监制	朱亚君

出版发行	郑州大学出版社	地　　址	河南省郑州市高新技术开发区
经　　销	全国新华书店		长椿路 11 号（450001）
发行电话	0371-66966070	网　　址	http://www.zzup.cn
印　　刷	河南文华印务有限公司		
开　　本	787 mm×1 092 mm　1／16		
印　　张	8	字　　数	182 千字
版　　次	2025 年 7 月第 1 版	印　　次	2025 年 7 月第 1 次印刷

书　　号	ISBN 978-7-5773-1196-8	定　　价	69.00 元

作者名单

主 编　王勤俭　智方圆　张新民

副主编　曹玉净　马晓芃　马秋玲　李　琳

编 委　(以姓氏笔画排序)

于潇潇(河南省中医院)

马秋玲(河南中医药大学)

马晓芃(上海市针灸经络研究所)

王云霄(长春科技学院)

王阳明(河南省中医院)

王勤俭(河南省中医院)

李　琳(河南省中医院)

李小玉(河南中医药大学)

张　丹(上海市针灸经络研究所)

张新民(郑州外星舱医疗设备有限公司)

青依蓝(河南中医药大学)

周远航(河南中医药大学)

周金鹏(河南中医药大学)

曹玉净(河南中医药大学)

崔伟帅(河南中医药大学)

智方圆(河南中医药大学)

前 言

在中医的浩瀚星河中，拔罐疗法以其独特的魅力和神奇的疗效，历经千年而不衰，成为中华民族传统医学宝库中的瑰宝之一。《黄帝内经》曰："风寒湿三气杂至，合而为痹。"肌肉骨骼疼痛作为一种常见的痹症类疾病，其病因复杂，病程缠绵，给患者带来了极大的痛苦和不便。拔罐作为一种外治法，以其调和气血、疏通经络、驱邪外出之效，成为治疗常见肌肉骨骼疼痛的重要手段，为广大患者治病延寿保驾护航。

《常见骨骼肌肉疼痛的罐法治疗》一书旨在系统地介绍拔罐疗法在慢性肌肉骨骼疼痛治疗中的应用，以期为临床医生、医学生及广大中医爱好者提供专业、实用的参考。全书共分为五章，首章从罐法的基本理论出发，详细阐述了拔罐疗法的起源与发展、机理、种类、操作流程、注意事项、禁忌证等，详细介绍了拔罐疗法的历史渊源和现代发展。凡病之来，不外乎气滞血瘀，肌肉骨骼疼痛究其病因即多由气滞血瘀、风寒湿邪侵袭所致，《素问·阴阳应象大论》有言："气伤痛，形伤肿"，而拔罐疗法通过其负压作用，可达到"通则不痛"的治疗目的。在第二章到第五章中，本书按照人体不同部位及相关疾病，深入探讨了拔罐疗法在治疗肌肉骨骼疼痛中的操作技巧和临床应用，包括选穴原则、拔罐方法、留罐时间等，均以中医经典为指导，结合现代医学研究成果，力求科学、准确、有效。在拔罐治疗时，必须根据患者的具体病情，辨证施治，方能取得最佳疗效。书中还特别提到了拔罐疗法的禁忌证和可能的副作用，提醒读者在享受拔罐带来的疗效的同时，也要注意其安全性。

本书为河南省自然科学基金（242300421300）、河南省高等学校重点科研项目（23B360006）、河南省中医药科学研究专项（2024ZY2050）、河南省国家中医药传承创新中心科研专项（2023ZXZX1172）、河南中医药大学第二附属医院横向课题——常见骨骼肌肉疼痛的罐法治疗等项目的主要建设内容与研究成果。

在撰写本书的过程中，我们广泛参考了诸多中医经典著作，同时又查阅了诸多现代拔罐治疗相关疾病的文献研究，力求使内容既符合中医理论，又贴近临床实际，以期为读者提供一个全面、客观的视角。最后，我们希望本书能成为广大读者在探索和实践拔罐疗法中的良师益友,帮助更多的患者摆脱常见肌肉骨骼疼痛的困扰。同时,医学是一门不断发展的科学,知识也在不断更新之中,因此,我们期待读者在实践中不断探索、总结经验,并提出宝贵的意见和建议,共同推动中医拔罐疗法的发展。由于编者水平所限,书中难免有疏漏与不足之处,望读者和业内同道批评指正。

编者

2025 年 4 月

目 录

第一章
罐法的基本理论

第一节　罐法的起源与发展

　　罐法有着久远的历史,其诞生之初被称为"角法","角"则指兽角。这个称谓最早记载于马王堆汉墓出土的战国时期的医书《五十二病方》中。其中有关于角法的相关记载:"牡痔居窍旁,大者如枣,小者如核者,方以小角角之,如孰(熟)二斗米顷,而张角,絮以小绳,剖以刀。"这里的"牡痔"是指外痔。古代医师治疗时须先用兽角吸拔出痔核,然后将痔核用线系起,再用刀割除。由此可见,早期的角法就是一种利用挖空的兽角制造出吸拔力量以吸拔脓疮的外治方法。而我国医家至少在公元前6至2世纪就已将这一疗法成功应用于临床,并且取得了一定的疗效。

　　到了东晋时期,著名医家葛洪在其编撰的医学巨著《肘后备急方》中,首次提及了利用角法(特指牛角)来治疗脱肿。鉴于当时角法在民间广泛流行,但操作不当易引发风险,葛洪特地在书中告诫医者,必须谨慎选择适合使用角法的病症。

　　在隋唐时期,拔罐疗法在选材上迎来了极为重要的突破。医家们创造性地采用加工后的竹制罐子,取代了传统的兽角作为拔罐工具。这一变革意义重大,因为竹材来源广泛,成本低廉,极大地促进了拔罐疗法在民间的普及与应用。同时,竹罐以其强大的吸拔力和轻便的质地,在治疗效果上更是超越了传统的牛角罐,成为当时拔罐疗法的主流选择。在隋唐时期的医学典籍中,王焘所著的《外台秘要》中详尽描述了使用竹罐进行吸拔的步骤,这种方法即为后世沿用至今的煮罐法(又称煮拔筒法)。特别值得一提的是,《外台秘要》在第十三卷中详细阐述了煮罐法的具体操作:"以墨点上记之。取三指大青竹筒,长寸半,一头留节,无节头削令薄似剑。煮此筒数沸,及热出筒,笼墨点处按之。"这一系列关于罐体选材和吸拔方法的创新与发展,不仅丰富了拔罐疗法的理论体系,更为其在后世的广泛应用与传承奠定了坚实的基础。

　　进入宋金元时期,拔罐疗法在医家的临床实践中发生了显著的变化,兽角这一传统工具逐渐被更为便捷和高效的竹罐全面取代。这一转变不仅标志着拔罐疗法工具材料的革新,也预示着其名称的变化——"角法"这一历史悠久的称谓,逐渐被"吸筒法"这一更为直观和贴切的名称所取代。在操作流程上,吸筒法也迎来了新的发展。相较于隋唐时期单纯的煮拔筒法,宋金元时期的医家们进一步创新,发展出了药筒法。这一方法的核心在于,将竹罐先置于按特定配方熬制的中药液中煮沸,待其充分吸收药性后备用。

在需要拔罐治疗时,再将这些已蕴含药性的竹罐重新置于沸水中加热,随后趁热拔在患者的穴位或特定部位上。这样,在发挥吸拔作用的同时,竹罐中所蕴含的药物成分也能通过皮肤渗透入体内,发挥药物的外治作用,从而达到增强疗效的目的。这一创新使得拔罐疗法在中医外治法中的地位更加稳固,也为后世医家提供了更多的治疗选择和参考。

明代时期,罐法已牢固确立其在中医外科领域的重要地位,当时一些重要的外科专著大部分都记载有此法。这一时期,罐法主要应用于吸拔疮口脓血,以及针对痈肿疔疮等外科疾病。在技术的精进上,明代的医家们对吸拔方法进行了进一步优化,他们将竹罐直接浸入由多种药物配伍煎煮而成的药液中,通过加热煮沸使竹罐充分吸收药性,随后在患者体表进行吸拔治疗。这一创新之举,不仅赋予了竹罐新的名称——"药筒",更极大地提升了罐法的治疗效果,实现了药物与物理疗法的完美结合。明代外科大家陈实功,在其著作中对这一改良后的罐法进行了详尽而深入的阐述,为后世医家提供了宝贵的经验借鉴。此外,明清两代众多广受欢迎的外科典籍,如《外科大成》《医宗金鉴》等,均对熬煮药筒的操作方法进行了不同程度的记载与探讨,这些文献的广泛传播,充分证明了药筒法在当时的流行程度与医家们的普遍认可。

清代时期,罐法的发展迎来了前所未有的发展,实现了从材料到技术再到应用范围的全面飞跃。在材料创新方面,针对竹罐吸力不足、易干裂漏气的局限性,医家们巧妙地引入了陶土制成的陶罐,这一变革不仅提升了罐体的耐用性和密封性,还赋予了其"火罐"这一沿用至今的名称,并迅速在民间普及开来,成为商品交易的热门对象。技术层面,清代的医家们更是展现了非凡的创造力,他们发明了投火法这一新颖的拔罐技术,至今仍被广泛应用于临床实践中。同时,医家们还摒弃了以往单纯选取病灶区作为拔罐部位的传统做法,转而注重通过吸拔穴位来增强治疗效果,这一转变极大地提升了拔罐疗法的疗效。在应用范围上,拔罐疗法也实现了重大突破。从以往仅限于吸拔脓血、治疗痈疮等有限领域,逐步扩展到包括慢性腰肌劳损、肩关节周围炎在内的多种病症的治疗中。这一扩展不仅丰富了拔罐疗法的应用场景,也进一步巩固了其在中医外治法中的重要地位。

现代社会,在我国经济蓬勃发展的浪潮中,人民生活质量的显著提升促使健康意识觉醒,养生、保健与理疗理念深入人心,成为大众日常生活的重要组成部分。拔罐疗法,凭借其物理性、无创性及便捷性的独特优势,在众多养生疗法中脱颖而出,赢得了广泛的社会认可与喜爱。为了满足日益增长的健康需求,拔罐疗法在传统火罐、筒罐的基础上,不断融入现代科技元素,创新出磁疗拔罐、药物拔罐、远红外拔罐等一系列新型产品。这些产品不仅保留了拔罐疗法的传统精髓,还通过科学手段增强了治疗效果,为广大患者带来了更加舒适、高效的理疗体验,因此深受市场青睐。展望未来,随着社会的持续进步与科技创新的日新月异,更加简便易行、疗效显著的拔罐产品将不断涌现,为人们的健康生活提供更多选择。同时,承载着中国悠久历史与文化底蕴的拔罐疗法,也必将在国际舞台上绽放光彩,成为连接不同文化、促进健康交流的桥梁,让全世界共同见证并体验这份来自东方的健康智慧。

第二节　罐法的机理

拔罐疗法是一种拥有悠久历史的中医外治疗法，经历了数千年岁月的洗礼并最终被传承下来。作为中医养生的一种物理治疗手段，它不仅可以用于疾病的治疗，还能在日常保健中发挥积极作用。拔罐疗法的核心在于巧妙地运用负压吸引的物理学原理，直接作用于人体肌肤之上，创造出一个局部负压环境，从而达到缓解肌肉紧张、促进血液循环并促进身体机能康复的目的。

从现代医学的角度出发，正常的血液循环能够为全身各个器官、组织以及细胞提供维持其正常生理功能所需的氧气和营养，同时排出组织细胞产生的二氧化碳及代谢产物，这一过程对于维持机体内部环境的稳定，驱动人体内新陈代谢和功能活动的正常进行至关重要。然而，当正常组织受到寒冷等外部刺激时，可能会导致局部代谢障碍，血液循环速度减缓，某些致痛物质可能会在组织间滞留较长时间，从而引发局部的疼痛。

一氧化氮是一种极为关键的内皮源性血管舒张因子，它能够扩张毛细血管，增加血流灌注，降低血管阻力，从而促进血液循环。拔罐疗法可以提高内皮源性一氧化氮合酶的表达，并促使血管内皮细胞释放更多的一氧化氮。拔罐能够刺激血管内皮的原因主要是罐的边缘施加的压力对局部软组织产生了拉伸效果。Tham 等学者从生物力学角度对拔罐疗法进行了建模，研究表明，罐的边缘对组织施加的压力使罐内真空区域所覆盖的软组织产生张力，这种张力甚至可以传导至皮肤下的肌肉层。因此，罐下的皮肤和肌肉组织中的血管也会受到这种张力的影响，导致软组织毛细血管内的血流与血管内皮之间的剪切力增加。血管内皮细胞对由血流和血管内膜之间的摩擦产生的剪切力非常敏感。当剪切力增大时，这些细胞会释放更多的一氧化氮，以调节血管的舒张反应。

除了罐边缘压力引起的剪切力增加外，还有研究表明，罐内的负压使得罐下软组织区域的血流灌注增加了 5 倍。这种短时间内显著提升的血流量同样会增加毛细血管内壁的剪切力，从而刺激内皮细胞释放更多的一氧化氮。此外，拔罐的抽吸作用可能导致毛细血管破裂，从而使红细胞渗出到组织液中，这也是拔罐后皮肤出现瘀血和瘀斑的主要原因。同时，毛细血管的破裂还会使组织中的分子进入血管，例如由皮肤组织释放的一氧化氮。

研究发现，皮肤组织中的一氧化氮含量远高于大脑和血管。这些从皮肤组织产生的一氧化氮通过破裂的毛细血管渗入进血液中，可能对提升血流量起到了一定的作用。拔罐治疗后，血液循环加速从而促进了患者体内的新陈代谢和毒素的排出。例如，局部软组织中产生的乳酸等代谢废物、脓液和组织渗出液等有害物质会随着血液的加速流动被更快地排出体外。同时，增强的血液循环还通过提供营养物质，改善该区域的营养状态，有助于消除病灶。

从病理生理学的角度出发,拔罐疗法可被视为一种动脉性充血。其过程的核心在于机体小动脉和毛细血管的扩张,导致局部血液量增加,器官或组织轻度肿胀,体积略有增大,并呈现鲜红色。这种症状通常会在短时间内自行消失。由于局部小动脉扩张、血液流动速度加快、物质代谢增强和温度升高,功能活动也随之增强(在病程较长或病情较严重的情况下,可能呈现出紫暗色及较长时间的瘀血现象)。动脉性充血对机体而言是有益的,因为它能够增强局部血液循环中氧气和营养物质的供应。

从中医的角度来看,风寒湿邪是导致肌肉和皮肤疼痛的主要因素。风邪入络,寒凝筋脉,气血失于濡养,"气伤痛、形伤肿"。通过拔罐疗法,可以疏通经络,开放玄府,排出风寒邪气,使身体恢复健康。同时,刺激相关穴位可以影响经络和脏腑,进而达到调和阴阳、扶正祛邪、疏通经络、行气活血的效果。

血液循环促进理论作为现代关于解释拔罐疗法作用机制中最被普遍接受的一种生理学诠释,其核心在于揭示了拔罐是通过负压作用,提高罐内皮肤区域的血流量,进而加速血液的循环。拔罐疗法能够导致局部毛细血管的扩张,从而增加局部组织的血液灌注。在拔罐过程中,通过压力引起的暂时性缺血,再加上随之而来的反应性充血,从而使该疗法产生治疗效果。支持这一理论的学者们通常认为,这种局部软组织的血流变化与一氧化氮等血管扩张因子的释放密切相关。

第三节　罐的种类

罐体材料的不断革新,衍生了多样化的拔罐器具,其中包括古老的兽角罐、竹罐、铜罐、陶罐、铁罐、陶瓷罐,以及现代科技创造出的玻璃罐与抽气罐等(图1-1)。在临床实践中,竹罐、玻璃罐与抽气罐因其独特优势而备受青睐。

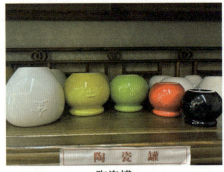

陶瓷罐

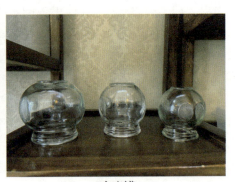

玻璃罐

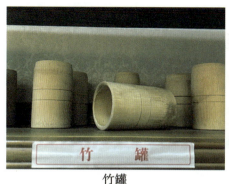

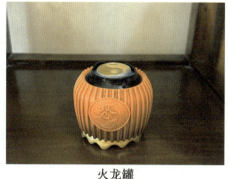

竹罐　　　　　　　　　　　　　　　火龙罐

图1-1　罐的种类举隅

陶瓷罐通过高温烧制工艺形成致密结构，兼具良好的热稳定性与吸附力。其温润的质地能均匀传导热量，持久保持温热效应，促进局部血液循环，有效缓解肌肉酸痛与寒湿淤堵。罐体设计贴合人体曲线，施釉表面光滑柔和，吸附时压力分布均匀，可避免皮肤损伤。作为传统理疗器具，陶瓷材质无化学残留，兼具透气性与密闭性平衡，可激发经络活力，辅助排毒祛湿，在舒缓疲劳、改善亚健康状态方面展现了独特优势。

火龙罐结合传统火罐疗法与热疗原理，选用耐高温陶瓷材质，罐体设计融合热传导优化结构，能在施罐时持续释放温和热力，渗透深层肌理。其特有的热效应可加速气血运行，驱散寒湿淤堵，增强局部代谢，缓解僵直酸痛；罐口边缘圆润光滑，吸附时形成均匀负压，避免皮肤损伤，同时通过热力扩张毛孔，促进排毒祛湿。陶瓷材质天然抗菌，无化学刺激，适用于寒湿痹症、经络不通等亚健康调理，兼具物理刺激与热能疗愈的双重优势。

竹罐，以竹为材，精心截取制成，底部保留竹节稳固支撑，开口则经过打磨，确保光滑无刺。竹罐的优点在于其易得性、便携性、廉价性，以及耐用性。尤为值得一提的是，竹罐独特的筒身设计，为其赋予了更强的吸力，能够更深层次地作用于人体。然而，美中不足的是，竹材质地的特性也导致了其较易出现干裂与漏气的问题，需要在使用时加以留意。

玻璃罐，则是现代科技与中医智慧的完美结合。采用耐热透明且质地坚硬的玻璃材质精心打造，形态多为圆滑的球状，大小型号齐全，以满足不同治疗部位的需求。其罐口设计精巧，光滑平整且透明度高，这一特点为医生在拔罐过程中提供了极大的便利，使他们能够清晰地观察到罐内情况，从而更精准地掌握治疗过程。玻璃罐不仅适用于常规的拔罐疗法，更常用于刺络放血、走罐及吸拔脓血等疗法。然而，玻璃罐的易碎性也是其不可忽视的缺点，在使用时需要小心。

竹罐和玻璃罐二者都是利用热力作用来排出罐内空气，从而产生负压。这种热力刺激有助于毛细血管的扩张，因此又被称为"热罐"。相较之下，抽气罐则是通过抽取罐内空气来形成负压，使其贴合在施术部位。抽气罐的优点在于其操作简单、安全，并且可以根据需要调节罐内的负压，因此具备良好的吸拔力及可控性。不过，它的缺点是没有温热的刺激效果，因此又被称为"冷罐"。

第四节　罐法的操作流程

一、架火法（置火法）

通过燃烧产生的热量来排出罐内空气，从而形成负压，使罐紧密吸附在皮肤上。具体的操作方法包括以下几种。

（一）闪火法

先用镊子夹住95%的乙醇棉球点燃，然后在罐内快速绕动1~3圈后取出，之后迅速将罐扣在施术部位，这样可以确保它吸附牢固。该方法因其具有安全性高，不受体位限制的特点，成了临床中广泛应用的方法之一。需要注意的是，在操作过程中应严格控制棉球在罐内的停留时间，以免火焰烧灼罐口，造成皮肤灼伤。

（二）投火法

将纸条折成宽筒形，点燃后放入罐内，并迅速将罐贴在需要拔罐的部位。此方法适合于侧面横拔。在投入纸条时，应当确保未燃的一端朝下。如果纸条未燃的一端较长，也可以用于仰卧位直接拔罐。

（三）贴棉法

使用直径约2 cm且厚薄适中的棉花片，浸润少量95%的乙醇后，将其贴在罐的内壁中段，用打火机点燃后迅速扣在施术部位，使其吸附施术皮肤。此方法也适合侧面横拔，操作时需要注意控制乙醇的量，以防滴落造成皮肤烫伤。

二、水煮法

通常，首先将5~10个完整的竹罐放入锅中，加水煮沸。用镊子夹住罐口，将其倒置取出，并迅速用凉毛巾紧贴罐口，然后立即将罐扣在应拔的部位，使其形成负压吸附。若在煮罐的水中加入适量的祛风活血药物，如当归、独活、川椒、艾叶、木瓜、草乌、羌活、川乌、红花、麻黄等，则称为药罐，这种方法常用于治疗风寒湿痹等相关病症。

以上各种方法通常需要将罐停留在皮肤上10~15 min，直到拔罐部位的皮肤出现充血或淤血后再将罐取下。如果使用的罐子较大且吸拔力较强，可以适当缩短留罐时间，以防止起水疱。

第五节　罐法的应用

根据病患的具体部位和病情特点，我们可以灵活选择并应用多种拔罐技术。这些技术不仅针对病变区域,还充分考虑了病情的复杂性和多样性,以实现更精准、更有效的治疗。

一、单罐法

这种方法适用于病变范围较小的部位或压痛点。可以根据病变或压痛的大小,选择合适口径的罐子。例如,治疗胃痛时,可以在中脘穴进行拔罐;治疗冈上肌腱炎时,则可在肩髃穴进行拔罐。

二、多罐法

对于病变范围较广泛的情况,可以根据病变部位的解剖特征,灵活选择吸拔多个罐。比如在某个肌群出现劳损时,可以沿着肌群的体表位置成行排列多个罐,这种方法称为排罐法。例如,针对腰肌劳损,可以在大肠俞、肾俞、腰眼和阿是穴等区域纵横并列吸拔多个罐。

三、闪罐法

这种方法适用于肌肉较松弛、吸拔不够紧密或留罐较困难的部位,以及针对局部皮肤麻木或功能减退的虚证患者。操作时,将罐子拔上后迅速取下,重复这一过程多次,直到皮肤出现潮红为止。需要注意的是,闪罐通常使用火罐法,并且所选择的罐子不宜过大,以方便医者进行操作。

四、走罐法

此方法又称为推罐法或飞罐法。首先在需要拔罐的部位皮肤或罐口涂上一层凡士林、维生素 E 等润滑油,然后再进行拔罐。施术者握住罐子,按照需要拔的方向上下或左右推移,直到该部位皮肤呈现红润、充血甚至淤血时,再将罐子取下。这种方法适用于面积较大、肌肉较丰厚的部位,如脊背、腰臀、大腿等,主要针对性治疗酸痛、麻木及风湿痹痛等症。需要注意的是,最好采用口径较大且罐口平滑厚实的玻璃罐。

五、刺血拔罐法

在确定治疗部位后,首先用 75% 酒精棉球对皮肤进行消毒。接着,使用梅花针或三棱针快速点刺局部,直到皮肤微微红润并有少量渗血为宜。随后,迅速将火罐吸附在刺血部位。拔罐后,要仔细观察出血量,以此决定留罐的时间。若出血较少,可以适当延长时间;若出血较多,则应立即取罐。一般来说,每次留罐的时间为 10 ~ 15 min。拔罐后,用消毒纱布清理血迹,每次吸出的血量不宜过多。此方法常用于治疗丹毒、扭伤和乳痈等症状。需要特别注意的是,心力衰竭、恶性肿瘤、活动性肺结核、精神病、出血性疾病患者、孕妇、急性传染病患者以及年老体弱者均不适合使用刺血拔罐疗法。

第六节 罐法的注意事项

一、拔罐前的注意事项

为了确保拔罐过程的舒适度与安全性,我们应维持室内温度在 20 ℃以上,具体以患者个人感受舒适为准。在炎热的夏季,务必防止风扇直接吹向患者,以防寒气侵入;而在寒冷的冬季,则需要加强室内保暖措施,确保患者不会因外界风寒而影响治疗效果或引发身体不适。总之,创造一个既温暖又舒适的拔罐环境,对于提升治疗体验与效果至关重要。

从术前消毒和器具检查的角度,施术前应特别注意保持清洁和消毒。施术者的双手、受术者需要拔罐的部位及所使用的拔罐器具都必须清洁干净,并进行常规消毒。此外,在进行拔罐操作之前,还需要仔细检查罐口是否光滑,确保没有破损,以避免对患者皮肤造成伤害。

在进行拔罐时,应选择适当的体位并针对肌肉相对丰满的部位进行操作。如果体位不正确或患者移动,以及某些部位的骨骼凹凸不平、毛发较多,这些情况都会导致罐体容易脱落,因此不宜施行拔罐。在选择拔罐器具时,应根据不同的部位挑选合适大小的罐。特别是使用玻璃罐时,建议在操作前先将罐口稍微加热,尤其是在冬季。这可以避免罐口冰冷带来的不适感,同时也有助于减少肌肉的收缩和紧张。

在选择患者体位时,对于初诊患者、年老体弱者、小儿以及有过敏史或晕针史的患者,建议采用卧位,通常以俯卧位为主,以便充分暴露施术部位。一般来说,有条件的情况下应优先选择卧位,而不是坐位,以减少罐具脱落或引发晕罐等不良反应的风险。因此,从施术环境、术前消毒和器具检查、拔罐部位选择以及患者体位等多个方面,都应特别关注可能给患者带来的不适或产生的不良后果。

二、拔罐时的操作方法及注意事项

(一)闪火拔罐法

在使用闪火法进行拔罐时,棉球蘸取的乙醇应控制用量,以免滴落过多或流到罐口。点燃棉球时,必须在患者身体外的区域进行,以防细小的棉絮被点燃后掉落,造成患者烫伤。点燃后,迅速将棉球在火罐内旋转几圈,然后快速将火罐扣在需要拔罐的部位。在旋转时应快速且使罐口稍微倾斜,以避免酒精滴落烫伤皮肤。同时,注意不要让火焰直接接触罐口,以免烫伤患者。在针对头面部使用闪火法时,应尽量将点燃的棉球远离头部,以防引发头发着火。这种方法相对安全,使用起来不受体位限制,是拔罐中最常用的技术之一。

（二）投火拔罐法

在使用投火法进行拔罐时，将易燃的纸片或95%乙醇的棉球点燃后迅速放入罐内，接着快速将罐扣在需要拔罐的部位。注意，点燃的纸片或酒精棉球必须保持旺盛的火焰，动作要迅速，且在操作时保留罐口的倾斜角度，以防火源掉落造成皮肤烫伤。由于罐内有燃烧材料，这种方法存在较高的风险，容易导致火源掉落并烫伤皮肤，因此更适合于侧面吸拔的位置。

（三）贴棉拔罐法

选取一块大小约1 cm的脱脂棉，在酒精中浸泡后贴附于罐的内壁中段，点燃后迅速将罐倒扣在施术部位。这种方法与投火法相似，主要用于侧面吸拔。在操作时，应特别注意控制乙醇的用量，避免其过多滴落而烫伤皮肤。同时，还要防止燃烧的脱脂棉烫伤患者的皮肤。

（四）架火拔罐法

选用一种不易燃烧且具备良好隔热性能的块状物，选取直径大约2 cm以保证其稳定性。将其置于施术部位，在上方放置一个小的酒精棉球，点燃后迅速用罐子扣罩。使用架火法时，扣罩要准确，注意不要将燃烧着的火架撞翻。

（五）水罐拔罐法

王焘在《外台秘要》中提到："取三指大青竹筒，长寸许，一头留节，无节头削令薄似剑，煮此数沸，及热出筒，笼墨点处按之。"这被认为是最早关于竹罐的制作和用热水煮罐进行吸拔的记录。这种方法主要使用竹罐，其优点在于材料容易获取、经济实用且轻巧，适合用作药煮罐。然而，竹罐也有一些缺点，比如不透明，需要定期维护，禁止用火烤以防干裂。此外，竹罐有孔洞，可能导致漏气，使吸拔效果不足。在使用热水竹罐时，需要先将罐中的热水倒出，以避免烫伤患者的皮肤。因此，对于有知觉障碍的人群，不推荐使用竹罐。

（六）留罐法

这种方法适用于大多数疾病，是最常用的治疗方式。在使用多个罐子时，应注意罐子之间的间距，避免因相互牵拉而导致皮肤疼痛。一般情况下，罐子留置时间为15～20 min，儿童不宜留置过长时间。如果目的是排除湿气、寒气、风邪和毒素，并增强正气，可以适当延长留罐时间或增加吸拔力度，以达到发泡的效果。

（七）走罐法

这种方法适用于脊背、腰臀和大腿等面积较大、肌肉较厚的部位。在进行走罐时，使用的罐子口应非常光滑，以避免皮肤拉伤，因此建议采用玻璃罐。使用火罐法时，火力应控制在较小范围，可以选择用窄纸片点燃或使用75%的酒精点燃。如果选择抽气罐，抽气量也应低于留罐法。在罐具吸拔后，需立即进行推拉或旋转操作，不能先试探是否吸住，否则可能会难以移动，且用力过大会导致皮肤受伤。推拉时应避免在骨突处操作，以免损伤皮肤或造成漏气。走罐的速度应缓慢,以免引起疼痛,每次移动的距离也不宜过长。

(八)闪罐法

闪罐法以其独特的优势,即不会在皮肤上留下传统拔罐常有的瘀斑,深受广大患者的喜爱。这一特点使其特别适用于那些对美观有高要求或不宜长时间留罐的身体部位,同时也非常适合儿童患者使用,减少了他们对治疗的恐慌。在进行多次闪罐操作时,重要的是施术者要意识到罐口温度会随着使用次数的增加而逐渐上升。为了避免因罐口过热而导致患者皮肤烫伤的风险,应当密切关注并适时更换罐子。为此,建议事先准备好两套相同规格和大小的罐子,这样可以在一套罐子温度升高时,迅速替换上另一套,确保治疗过程的安全与连续。

(九)刺络拔罐法

在施行刺络拔罐疗法时,精准控制针刺出血的面积至关重要,它应当与火罐的口径相匹配或稍小于其尺寸,以确保拔罐的有效性和安全性。同时,对于出血量的调控也需精细把握,每次操作的总出血量建议控制在 10 mL 以内,以免过量出血引发不必要的风险。为了灵活调整吸拔力度并有效控制出血量,推荐使用抽气罐作为操作工具。这种罐子允许施术者根据治疗需要和患者反应,随时调整罐内负压,从而实现对出血量的精确控制。而在临床实践中,玻璃罐因其易清洗和耐消毒的特性而备受青睐。它能够轻松去除残留的血液和其他污物,并通过严格的消毒程序确保下次使用的卫生安全。因此,在选择拔罐器具时,玻璃罐成了一个既实用又可靠的选择。

(十)针罐法

在针罐疗法的广泛定义中,它融合了多种针法,如毫针、指针、电针、三棱针、皮肤针、割治、挑治、激光针、火针及磁鍉针等,这些针法均可与拔罐相结合,形成多样化的治疗手段。而狭义上,针罐法则特指毫针与拔罐技术的协同应用。不论采用何种针刺疗法,均可在拔罐前后或两次拔罐之间灵活穿插进行,这种灵活性为治疗提供了更多个性化的可能。当毫针与拔罐结合时,还可尝试留针拔罐这一特殊技法,即在拔罐过程中保持毫针留置于体内,以获取更佳的治疗效果。然而,在应用针罐疗法时,安全始终是第一位的。施术者需要特别留意避免引起肌肉收缩,以防弯针事故的发生,并尽量控制针刺深度,以防垂直深刺导致的组织损伤。对于留针拔罐而言,选择尺寸适宜且透明的罐具尤为重要,以确保治疗过程的安全与可视性。此外,毫针的针柄应尽可能短,以确保在吸拔过程中不会因罐具触碰针柄而造成意外损伤。治疗结束后,若针孔处有出血现象,应及时使用消毒干棉球进行轻柔擦拭,以防感染。同时,值得注意的是,《实用中医拔罐学》明确提醒,在胸、背、颈部等易于发生气胸的部位,应谨慎使用针罐疗法。

三、起罐后的注意事项

（一）留罐时间的选择

拔罐疗法中，控制留罐时间是至关重要的，一般建议将留罐时间限制在 15～20 min 之内，以避免因留罐时间过久而导致的皮肤起泡现象。特别是对于那些糖尿病患者，由于他们的皮肤愈合能力可能较弱，一旦起泡，感染的风险会显著增加，因此更应严格控制拔罐时间，预防不良后果的发生。

（二）起罐的顺序

在进行背部多处拔罐时，起罐的顺序同样需要特别注意。为了预防可能出现的头昏脑胀、恶心呕吐等不良反应，建议按照从上到下的顺序依次起罐。这样的操作顺序有助于保持身体的平衡和稳定，减少因拔罐引起的身体不适感。

（三）拔罐后起泡的原因

在拔罐疗法的临床操作中，拔罐后皮肤出现水疱的现象普遍存在，这实际上是体内病理产物如痰、饮、水湿、瘀血等，在拔罐产生的负压作用下，被吸引至浅表皮肤层并聚集形成的水疱。这些水疱的浮现，被视为体内邪气尤其是湿邪向外排出的直观表现，其大小与数量往往能间接反映出体内痰饮水湿的积聚程度。

对于拔罐后起泡的患者而言，这一现象往往暗示着其体质偏向于湿盛，或是当前所患病症中湿邪占据主导地位，抑或是指示着与水疱出现部位相对应的脏腑存在健康问题。中医学理论中，人体由气、血、精、津液等基本物质构成，而个人的体质则深受先天遗传与后天环境、生活方式等多重因素的共同影响。

中医体质的形成与分类，紧密关联于人体内部阴阳平衡、气血运行以及津液代谢的盛衰虚实状态。简言之，一个人的体质特征，是其体内阴阳、气血、津液等生理病理状况的综合体现，也是中医辨证施治的重要依据之一。因此，拔罐后起泡的现象，不仅是对当前身体状况的一种直观反映，也是中医体质学说在拔罐疗法中的具体体现。

何裕民等学者在体质研究中，创新性地提出了"寒热、虚实、湿燥"这一三维体质特征体系，并在此基础上进一步细化为体质六分法，为中医体质辨识提供了更为丰富的视角。而王琦团队则将体质的划分推向了更为细致和全面的九种类型，包括阳虚质、痰湿质、血瘀质、阴虚质、气虚质、气郁质、湿热质、特禀质以及平和质，每种体质均反映了人体内部不同的生理病理状态及其与外界环境的相互作用。其中，痰湿体质的形成，可视为水湿在体内长期积聚、凝聚成痰，进而形成的一种具有重浊、黏滞、迟缓等特性的体质类型。这种体质的人往往体内湿气过重，影响气血运行，易导致多种疾病的发生。阳虚体质则表现为体内阳气不足，机体抵抗风寒湿邪的能力减弱，易受到外界环境的影响而发病。此类体质者多伴有畏寒怕冷、精神不振、易疲劳等症状，且易患痰饮、肿胀、泄泻等与阳气不足相关的疾病。湿热质的形成，则与脾失健运、水湿内停，进而郁久化热，湿热互结于体内有关。这种体质的人往往内热外湿，表现出面垢油光、口苦咽干、小便短赤、大便黏滞不畅等症状,且易患痤疮、湿疹等皮肤病。至于瘀血质,其产生根源在于血脉不通、瘀血停滞。这可能是由于虚劳损伤脉络,导致血不循经,或是血脉本身存在瘀阻所致。瘀血体质的人往往面色晦暗、皮肤粗糙、有瘀斑或瘀点,且易患心脑血管疾病等与瘀血相关的疾病。

因此,中医体质的划分及其形成机制复杂多样,不仅涉及人体内部的阴阳、气血、津液等生理病理因素,还与外界环境、生活方式等多种因素密切相关。因此,在中医临床实践中,应根据患者的具体体质类型进行辨证施治,以达到最佳的治疗效果。

(四)拔罐后起泡的处理措施

罐法治疗后起泡可以通过观察等待、冷敷处理、局部消毒等方式处理。

1. 观察等待　首先,要观察拔罐后所起水疱的大小。若水疱体积较小,它们一般会在数日之内自然消退,无须特别的医疗干预。但是,在此期间,需要避免任何形式的摩擦或挤压,以防不慎加重症状或诱发感染。

2. 冷敷处理　当拔罐导致的水疱较大,或者伴随有显著的疼痛、红肿等不适感时,采用冷敷是一种有效的缓解方法。具体操作时,可将冷敷物(如冰袋)轻柔地放置在水疱上方,注意避免直接接触皮肤以免造成新的刺激。冷敷的作用在于通过降低局部温度,收缩血管,从而减轻疼痛感和肿胀症状。这种方法不仅有助于缓解患者的不适,还能在一定程度上预防水疱进一步恶化或感染。

3. 局部消毒　为了降低拔罐后起泡部位的感染风险,我们应采取适当的局部消毒措施。使用碘伏、酒精等具有杀菌作用的消毒液,轻柔地擦拭水疱及其周边的皮肤区域,确保消毒全面且细致。在此过程中,避免消毒液不慎渗入水疱内部。完成消毒后,可以使用无菌纱布进行轻柔包扎。

第七节　罐法的禁忌证

一、皮表、外伤疾患

新伤骨折的患处,其骨骼形态与结构尚处于不稳定状态,此时拔罐疗法非但不能促进骨折的愈合,反而可能因负压作用干扰骨折部位的稳定性,进而延缓骨折的愈合过程。因此,对于新伤骨折的患者,应避免在患处进行拔罐治疗。另一方面,静脉曲张作为一种常见的血管疾病,中医常称之为"筋瘤",其发病机制多与气滞血瘀相关。尽管传统观念认为拔罐可能不适用于静脉曲张患者,但现代研究如高渌汶在《实用中医拔罐学(增订本)》中的观点也指出了例外情况。张晓霞等人的研究便展示了火针刺血拔罐在治疗静脉曲张方面的显著疗效,通过刺破曲张的静脉并拔罐放血,能够有效排出瘀血,促进新血生成,从而疏通经络、调和气血。赵霞等利用火针治疗下肢静脉曲张 60 例,总有效率93.33%。综上所述,拔罐疗法对于静脉曲张患者而言,既存在潜在的治疗价值,也伴随着一定的风险。在实际应用中,医生需要根据患者的具体病情、静脉曲张的严重程度以及个人体质等因素进行综合评估,谨慎选择是否采用拔罐疗法。

皮肤过敏或皮肤患有疥疮等传染性疾病者、全身性皮肤病、外伤或溃疡破裂处禁用拔罐。西晋时期葛洪的《肘后备急方》中就已有记载:"痈疽、瘤、石痈、结筋、瘰疬,皆不可就针角。针角者,少有不及祸者也。"

然而,在古籍中也能找到角法(即拔罐)用于治疗特定软组织化脓性疾患的记录。这些记录不仅展示了拔罐疗法的应用广泛性,还对其适应证和禁忌证进行了细致的划分。《太平圣惠方》中便详细阐述了何种情况下适宜采用拔罐疗法,何种情况下不宜使用。"凡痈疽发背,肿高坚硬浓稠焮盛,色赤者宜水角;陷下,肉色不变,软慢稀者不宜水角。""疽之萌生而水角,则内热之毒畏冷,逼之却入腠理,深可衰也。"具体而言,书中指出,对于红肿高大、阳证、实证的痈疽发背,拔罐(水角)是适宜的治疗方法;而对于痈疽初生、阴证或半阴证的情况,则应避免使用拔罐,因为此时使用可能迫使内热之毒深入腠理,加重病情。

因此,拔罐疗法虽具有其独特的疗效,但在实际应用中必须严格遵循适应证和禁忌证的原则,确保治疗的安全性和有效性。对于存在特定皮肤问题或疾病的患者,应首先进行全面的病情评估,并在医生的指导下选择合适的治疗方案。

瘢痕、恶性肿瘤局部、局部皮肤弹性差者在进行拔罐疗法时,必须谨慎考虑皮肤状况,特别是对于那些存在瘢痕或皮肤弹性较差的区域。这些部位的皮肤通常较为脆弱,难以承受拔罐过程中产生的较大吸附力量。因此,为了避免对局部皮肤造成不必要的损伤,或者诱发瘢痕处旧伤的复发,施术者在选择拔罐部位时应尽量避开这些区域。

肌肉瘦削或骨骼凹凸不平及多毛发处应尽量避免拔罐。拔罐疗法在选择施术部位时,应当优先考虑那些肌肉丰满、平坦且易于吸附的区域。这是因为在这样的部位进行拔罐,罐具能够紧密贴合皮肤,形成有效的负压环境,从而达到更好的治疗效果。相反,如果在肌肉瘦削、骨骼凸凹不平的地方拔罐,罐具往往难以稳定吸附,不仅影响拔罐效果,还可能因为吸附力不足而导致罐具脱落或滑动,给患者带来疼痛或造成皮肤表面的损伤。此外,毛发较多的部位也是拔罐时需要谨慎选择的。因为毛发在吸附罐具时可能会被牵扯,从而造成毛发的脱落或毛囊皮肤的损伤。为了避免这种情况的发生,如果确实需要在这些部位进行拔罐,应事先征得患者的同意,并指导患者自行剔除局部毛发,以确保拔罐顺利进行。

二、肺系疾患

针对肺结核患者,特别是处于活动期的患者,使用拔罐疗法时需慎之又慎。因为拔罐过程中,体表血管会显著扩张,血液循环明显加速,这样的生理变化为结核分枝杆菌(需氧菌)的繁殖创造了有利条件。这种变化可能加剧肺部病灶的病情,甚至诱发其他部位出现结核病变,如结核性腹膜炎、肾结核、骨结核等,给患者带来更为严重的健康威胁。

对于严重肺气肿的患者来说,其背部及胸部区域更应避免拔罐操作。这是因为拔罐

13

可能进一步影响这些区域的呼吸功能,对已经受损的肺部造成额外的压力,不利于病情的稳定。

至于肺炎患者,虽然拔罐在一般情况下不建议使用,但值得注意的是,有研究报道显示拔罐可能对肺炎产生一定的治疗效果。例如,周莹等人的临床研究发现,在常规肺炎治疗方案中融入拔罐疗法,能够显著提高患者的治疗效果。然而,这一结论的普适性和具体疗效仍需进一步的临床验证和医生的综合评估。

三、心系疾患

有心脏病患者不宜拔罐。拔罐过程中,由于负压作用,皮肤会被紧紧吸附,这种强烈的刺激对于年老且患有心脏疾病的患者来说,可能构成一定的风险。特别是对于那些心力衰竭的患者,拔罐可能诱发心脏负担加重,进而有导致心脏病发作的潜在危险,因此这类患者应避免拔罐治疗。

然而,邹生燕等专家的观点提供了另一种视角。他们认为,在特定条件下,拔罐疗法仍有可能对某些心脏疾病患者起到治疗作用。例如,对于慢性稳定型心绞痛且属于气虚血瘀型的患者,通过在心俞、脾俞等特定穴位进行刺络拔罐,可以辅助提高治疗效果,促进气血流通,缓解心绞痛症状。但这一操作必须在医生严格指导下进行,以确保其安全有效。

此外,值得注意的是,对于体内装有心脏起搏器等金属物体的患者来说,禁止使用电磁拔罐器具。因为电磁拔罐器具可能产生磁场干扰,影响心脏起搏器的正常工作,甚至引发严重的医疗事故。因此,这类患者在选择拔罐或其他治疗方式时,需要格外谨慎。

高血压患者需要谨慎拔罐。拔罐疗法,尤其是采用火罐或运用强刺激手法时,能够显著地使血压升高。这一生理反应对于血压已经处于高水平的患者来说,会产生极大的风险。若未能根据患者的具体情况合理控制拔罐的强度和时间,不仅可能加剧血压的波动,还可能对患者的心血管系统造成进一步的损害,甚至诱发心血管病变,如心脏肥大、动脉硬化等严重后果。因此,对于高血压患者而言,在接受拔罐治疗前,必须接受医生的全面评估,并严格遵循医嘱,确保拔罐过程中的安全性和有效性。同时,医生在操作过程中也需要密切关注患者的血压变化,及时调整拔罐时间,以避免对患者身体造成伤害。

四、肾系疾患

浮肿病或水肿者不宜拔罐。《石学敏拔罐临证精讲》一书中明确指出,对于严重水肿的患者不宜拔罐。然而,这一禁忌并非绝对,拔罐在治疗特定类型水肿时展现出了其独特的优势。具体而言,对于乳腺癌术后患者常伴随的上肢水肿症状,拔罐疗法中的刺络拔罐法被证实为一种极为有效的治疗手段。这一方法通过刺激患处皮肤及浅层组织,促进局部血液循环,加速水肿液的吸收与排出,从而有效缓解患者的水肿症状。卓睿等人进行的临床对照试验进一步验证了刺络拔罐疗法在治疗乳腺癌术后上肢水肿方面的显著疗效,为临床实践提供了有力的支持。因此,在正确判断水肿类型及患者具体病情的基础上,拔罐疗法(特别是刺络拔罐法)可以成为治疗特定类型水肿的一种优先选择。

五、血液系疾患

对于存在出血倾向或凝血机制不全的患者应避免拔罐。拔罐疗法通过创造罐内的负压环境,促使皮肤浅层的毛细血管发生扩张,部分甚至可能达到破裂的程度,进而引发血液外渗至组织间隙,形成我们所说的淤血现象。鉴于这一生理反应机制,对于那些存在出血倾向或凝血功能异常的患者而言,是禁止使用拔罐疗法的。这包括但不限于血小板减少症、白血病、过敏性紫癜以及血友病等血液系统疾病的患者,他们在进行拔罐,尤其是刺络拔罐时,极易发生大出血的风险,因此必须严格避免。

此外,由于拔罐可能导致的血管扩张和血液外渗,体表大血管所在的区域也应被视为拔罐的禁区。在这些区域拔罐,不仅可能加剧血液循环的紊乱,还可能引发局部血肿或其他并发症,对患者的健康构成潜在威胁。因此,在进行拔罐治疗时,必须充分评估患者的身体状况和拔罐部位的选择,以确保治疗的安全性和有效性。

六、妇科疾患

妇女月经期下腹部慎用,妊娠期忌用,四肢活血穴位慎拔。邵水金专家与《石学敏拔罐临证精讲》均强调了妇女在月经期时,对下腹部拔罐应持谨慎态度,这主要是基于避免影响月经正常生理过程的考虑。然而,这一原则并非一成不变,针对部分痛经患者,拔罐反而能作为一种辅助疗法,通过其疏通经络、活血化瘀的作用来缓解痛经症状。岳红医生便运用了耳针配合刺血加拔罐的方法,在双侧次髎穴进行三棱针放血并拔罐,取得了显著的临床疗效,证明了拔罐在治疗痛经方面的潜力。

另一方面,对于妊娠期的妇女,下腹部和腰骶部的拔罐是严格禁忌的,因为这些区域与子宫和胎儿密切相关,不当的拔罐操作可能引发流产等严重后果。同时,四肢上的一些具有活血作用的穴位,如合谷、三阴交、至阴、昆仑、肩井等穴位,在妊娠期也应谨慎拔罐,以免对胎儿造成不良影响。若病情确实需要刺激这些穴位,医生应根据患者的具体情况进行权衡,并采取相应的安全措施。

此外,对于妊娠期妇女进行拔罐治疗时,手法应特别轻柔,以减少对身体的刺激和潜在的风险。在施术前,医生必须详细询问患者的现病史和既往史,确保对患者的身体状况有全面的了解。如果患者因疾病或其他原因无法自述,医生还需向患者的家属或陪同者询问清楚,以确保拔罐治疗的安全性和有效性。总之,在拔罐治疗中,对妇女月经期和妊娠期的特殊情况应给予高度重视,并根据患者的具体情况制定个性化的治疗方案。

七、年龄因素

鉴于小儿独特的生理特征,其体内阴阳之气尚未完全成熟稳固,拔罐疗法若应用不当,其强大的宣散作用可能会过度消耗小儿的正气,影响其健康成长。同时,考虑到幼儿皮肤娇嫩细腻,拔罐过程中对皮肤产生的牵拉力以及可能形成的瘀斑,都可能给小儿带来不适或疼痛。

因此,在决定对小儿实施拔罐疗法时,必须严格把握适应证,确保该疗法对患儿的必要性。若确实需要采用拔罐治疗,那么在操作前,对于年龄稍大的患儿,应进行充分的心理护理,耐心解释治疗的目的、过程及可能出现的感受,给予精神上的安慰与鼓励,以消除其紧张、恐惧的情绪,使患儿及其家长能够积极配合治疗。而对于年龄较小的患儿,则应由家长协助固定好拔罐部位,确保治疗过程中的安全与稳定。此外,韩新民等专家指出,针对小儿的拔罐时间应控制在合理范围内,一般建议为 5 ~ 15 min。然而,对于皮肤反应敏感或皮肤较为薄弱的儿童,还应进一步缩短留罐时间,以避免对皮肤造成不必要的损伤。

最后,值得注意的是,拔罐疗法在中医理论中具有一定的泻法作用,即通过疏通经络、促进气血运行来达到治疗目的。因此,对于体质虚弱、气血不足的小儿来说,拔罐疗法可能会进一步削弱其正气,使病情加重,无法达到预期的治疗效果。因此,这类患儿应禁用拔罐疗法。

八、神志类疾病

在拔罐疗法的临床应用中,我们必须明确其禁忌证,以确保治疗的安全性和有效性。对于高热状态下的患者,由于体温过高,拔罐一般无法有效发挥作用,甚至可能加重病情。同样,出现谵语、痉挛、抽搐或昏迷等症状的患者,由于他们处于不稳定或无法自我控制的状态,拔罐可能引发进一步的不适或并发症,因此也应避免使用。

对于癫痫患者,拔罐治疗需谨慎选择时机。由于癫痫发作具有不可预测性,因此在癫痫的发作期是严禁拔罐的。然而,在癫痫的间隙期,即两次发作之间的相对稳定阶段,可以考虑在医生或专业人员的指导下进行拔罐治疗,但务必确保患者的整体状况适合拔罐,并密切关注治疗过程中的任何异常反应。

此外,《石学敏拔罐临证精讲》中还特别指出,重度神经质、狂躁不安、不合作者以及酒醉者同样不宜拔罐。这些人群由于精神状态不稳定、无法配合治疗或受到酒精等物质的影响,拔罐治疗可能无法达到预期效果,甚至可能引发安全问题。因此,在决定是否对这些人群进行拔罐治疗时,必须充分考虑其实际状况和潜在风险。

九、特殊部位

在拔罐疗法的应用中,确实存在一些特定部位如五官区域及前后二阴因其特殊性质不适宜进行拔罐操作,这一点在《石学敏拔罐临证精讲》中得到了明确的阐述。然而,追溯拔罐疗法的历史,我们可以发现其最早的记录出现在《五十二病方》中,该书描述了利用火罐负压原理来处理牡痔的方法。这一古老的治疗手段与现代负压吸肛检查器的原理相似,都巧妙地运用了负压吸拔的力量来辅助医疗操作。但值得注意的是,这种古老的角法虽然展示了拔罐疗法的潜在应用,却并非适用于所有部位或病症。例如乳头作为一个娇嫩且敏感的部位,其皮肤组织较为薄弱,因此通常不推荐进行拔罐治疗。一方面,较大的吸拔力很可能导致乳头皮肤受损,引起疼痛;另一方面,对于妊娠期妇女而言,乳房的生理状态发生了显著变化,此时进行拔罐治疗可能对胎儿和母体造成不良影响。因此,出于对患者健康和安全的考虑,乳头及其周围区域一般不做拔罐治疗。

十、特殊情况

前一次拔罐部位的罐斑未消退之前避免再次拔罐。拔罐疗法后,在拔罐部位出现的红晕或由于瘀血形成的紫癜(青紫色),这是治疗过程中的一种正常生理反应,这些现象通常会随着时间的推移,在数日内自行消散,恢复正常的皮肤色泽。然而,如果在拔罐后发现局部瘀血情况较为严重,此时应避免在同一部位重复进行拔罐操作,以免加重瘀血及局部组织的损伤风险。

另外,如果由于留罐时间过长而导致皮肤出现水疱,需要根据水疱的大小和严重程度进行相应处理。对于较小的水疱,一般无须特殊处理,它们会自行吸收并消退。而对于较大的水疱,可以使用消毒后的针刺破水疱壁,放出疱内的液体,或者使用注射器进行抽液操作。在处理完水疱后,应使用龙胆紫等消毒液对局部进行消毒处理,以防止感染的发生。同时,注意保持局部皮肤的清洁和干燥。

拔罐过程中出现晕罐者须立即停止拔罐。在拔罐治疗过程中,如果观察到患者出现一系列不适症状,如面色苍白、冷汗淋漓、头晕眼花、心悸不安、恶心呕吐、四肢厥冷乃至神志不清等,这些表现统称为晕罐现象。一旦发生晕罐,首要任务是立即终止拔罐操作,并迅速将患者安置于平卧位,采取头低脚高的体位以促进血液回流,缓解脑部供血不足的情况。对于晕罐症状较轻的患者,可以给予温开水或糖水饮用,以补充体液和能量,同时让患者静卧休息,多数情况下症状能够逐渐缓解。而对于晕罐症状较为严重的患者,则需要采取更为积极的救治措施,如使用卧龙散或通关散等中药粉末少许吹入患者鼻中,刺激其打喷嚏,通过多次打喷嚏的动作来振奋阳气,促进气血流通;或者采用中医的穴位刺激方法,如点掐或针刺少商、百会、人中、内关、涌泉、足三里、中冲等穴位,以疏通经络、调和气血;也可选择艾灸百会、气海、关元、涌泉等穴位,以温阳散寒、回阳救逆。此外,在临床实践中,我们还需要特别注意那些容易发生晕罐的人群,如过饥、过劳、极度口渴或大汗淋漓的患者,他们由于身体状态不佳,更容易在拔罐过程中出现晕罐现象,因此应禁止或谨慎使用拔罐疗法。同时,在整个拔罐过程中,医护人员应密切观察患者的反应情况,以便及时发现并处理晕罐等不良反应。

第八节 拔罐后的罐印

起罐后,罐下皮肤所发生的形态与颜色变化,被称为"罐斑"或"罐印"。这些罐斑实则是拔罐过程中,拔罐部位毛细血管通透性增加、局部血管因负压作用而破裂,进而引发的皮下瘀血现象。其形成与多种因素息息相关,包括但不限于罐内负压的强度、拔罐时的温度条件、留罐持续的时间长短、具体施罐的身体部位、个体的整体生理状态以及中医所定义的体质类型等。罐内负压的绝对值大小（在适宜的安全范围内），会对罐斑的最终形态、色泽深浅及覆盖面积产生直接影响。同理，罐内温度的高低也是一个关键变量，它能够微妙地改变拔罐的效果，进而体现在罐斑的变化上。在相同情况下，如保持相同的留罐时间范围，罐斑的颜色会随着时间的推移而逐渐加深，这一观察结果为我们深入理解拔罐疗法的机制提供了有力的依据。所以，罐斑作为拔罐疗法的独特产物，其丰富的形态与色彩变化蕴含着丰富的信息，对于评估拔罐效果、判断个体体质及指导后续治疗均具有重要意义。

在相同的拔罐操作条件下，不同身体部位的留罐所产生的罐斑颜色会呈现出显著的差异。特别是颈、胸椎连接处以及胸、腰椎的结合部位，这些区域的罐斑往往比背部其他位置更为明显，这一现象很可能与这些部位在日常活动中承受更大的压力及活动频率较高有关。这种因素会影响局部血液循环和毛细血管的反应性，从而在拔罐时产生了更为明显的瘀血现象。另外当人体遭受风寒侵袭时，机体会发生一系列生理变化以应对外邪。其中，血管内皮素的释放量会增加，这种物质具有增强毛细血管通透性的作用，使得更多的血液能够渗出到组织间隙中。这一过程导致了颜色较深的瘀血块形成，罐斑因此呈现出青紫色调。相反，若风寒之邪进一步深入体内并转化为热邪，则罐斑的显色会相对较浅，并且其颜色还会随着病情的不同证型而发生相应的变化。这一现象再次强调了机体健康状态在拔罐疗法效果及罐斑形成中的重要作用。因此，在观察罐印时，我们需要综合考虑多种因素，以更准确地评估个体的健康状况和拔罐疗效。

有的人即便身体没有疾患，其拔罐后所呈现的罐斑也很明显，这往往与个人的体质密切相关。若拔罐后罐斑呈现轻微红晕并迅速恢复自然色泽，通常提示施罐区域气血循环顺畅，未受寒湿或瘀滞之扰；体质虚寒的患者拔罐后的罐斑无明显皮色及温度的变化，体质偏阳偏热的患者的罐斑多呈现鲜红色，阴证、寒证、血瘀者一般多呈现紫红色、暗红色。中医诊疗艺术，深谙望、闻、问、切四法之精髓，而罐斑作为拔罐疗法的直观产物，其色彩变幻实则蕴含着丰富的健康信息，是望诊技艺的巧妙延伸。通过观察罐斑的颜色变化，医者能够洞悉病候之微妙，从而辅助诊断，并作为评估治疗效果的重要参考。具体而言，罐斑如同身体内部状况的一面镜子，其色泽深浅、变化多端，皆能映射出气血运行的顺畅与否、寒热的偏颇以及是否存在血瘀等病理状态。这种观察方式，不仅丰富了中医望诊的内涵，更为临床诊疗提供了直观而有力的依据。因此，在中医的诊疗体系中，罐斑的观察与分析被赋予了重要的意义，它不仅是拔罐疗法效果的直接体现，更是中医整体观念与辨证论治思想在诊疗实践中的生动展现。

第二章
躯干部疼痛的罐法治疗

第一节　颈项部疼痛

一、颈部扭挫伤

(一)疾病概念

颈部扭挫伤是由于颈部遭受撞击、拉扯或扭曲等外力作用,导致颈部的韧带、肌肉和筋膜等软组织发生损伤的情况。这种伤害在颈部软组织损伤中非常普遍。颈部扭挫伤可能由多种外力引起,除了软组织损伤外,还可能伴随骨折或关节脱位,严重时甚至可能损伤到颈脊髓,对生命构成威胁。在临床诊断时,需要细致区分以避免误诊。

颈部扭挫伤的成因通常是由于颈部突然的扭转或过度的前倾、后仰等动作造成的。例如,在高速行驶的车辆中突然减速或急刹车,头部会猛烈向前冲;打篮球时投篮动作导致头部突然后仰;搬运重物或攀爬时用力过猛;打闹时颈部过度扭转或头部受到冲击,都可能引起颈部扭伤。轻微的扭伤可能只会导致肌肉、筋膜和韧带的拉伤,伴随局部出血、炎症和水肿等病理变化。而严重的扭伤则可能导致颈椎骨折、脱位或半脱位,引起韧带断裂、颈椎间盘突出,从而压迫脊髓。

(二)疾病诊断

1.病史　需要关注患者是否有明确的外伤史,以及是否出现颈部一侧疼痛、头部偏向患侧、颈部活动受限、肌肉痉挛等症状。局部可能出现轻微肿胀,有时伴有瘀斑,疼痛明显。

2.诊要

(1)症状:①患者通常会感到颈部疼痛,可能是锐痛或钝痛,疼痛可能在颈部活动时加剧。②颈部活动受限,患者可能难以转动头部或保持正常姿势。③损伤区域可能会出现肿胀或局部隆起。④肌肉痉挛,颈部肌肉可能出现痉挛,触诊时可感到条索状或块状硬结。

(2)体格检查:①观察颈部是否有异常姿势或肿胀。通过触诊检查颈部肌肉的硬度和是否有压痛点。②评估颈部活动范围,包括旋转、侧弯和前后倾斜。③评估是否有神经根或脊髓受压的迹象,如感觉异常、肌力减弱或反射改变。④进行神经根牵拉试验或椎动脉压迫试验等,以评估症状是否与特定的神经或血管受压有关。

(3)辅助检查:①X线检查,评估颈椎的排列、骨折、脱位或骨质增生。②MRI或CT扫描,如果怀疑有软组织损伤或椎间盘问题,可能需要进行更详细的影像学检查。③必要时可进行肌电图、血管彩超等检查。

(4)鉴别诊断:排除其他可能导致颈部疼痛的疾病,如颈椎病或其他类型的颈部损伤。

如果脊髓受损,可能会出现上肢瘫痪症状比下肢严重、手功能障碍比肩肘部严重、感觉分离等现象。此外还有挥鞭样损伤,除了可能损伤颈后韧带和棘上韧带外,疼痛可能持续较长时间,颈部软组织增厚,肌肉痉挛,头部和颈部转动受限,活动时可能出现一侧上肢闪电样疼痛或颈后剧痛。通过X线检查可以发现颈椎生理弧度的改变和棘突排列的紊乱,严重情况下可能观察到椎体撕脱骨折或棘突骨折。而MRI检查则可以显示颈部局部软组织的水肿、血肿、韧带撕裂等情况,并排除颈椎骨折脱位和颈椎间盘突出等损伤。

(三)疾病解剖

颈部扭挫伤多与以下肌肉相关。①胸锁乳突肌:位于颈部两侧皮下,大部分被颈阔肌覆盖,有一个大肌腹和两个头。起于胸骨柄前面的浅层细长胸骨头和锁骨内1/3表面的深层平坦锁骨头,止于颞骨乳突外表面和枕骨上项线外侧半。②斜角肌:前斜角肌,起于颈3~6横突前结节,止于第1肋骨上面斜角肌结节;中斜角肌,起于颈2~7横突后结节,也止于第1肋骨上面;后斜角肌,起于颈5~7横突后结节,止于第二肋骨外侧。③斜方肌:分上中下三部,两侧一起形似巨大菱形,覆盖在颈后部、肩部和背上部其他肌肉表面。上斜方肌,起于枕外隆突、枕骨上象限内侧半、项韧带,止于锁骨外1/3后缘;中斜方肌,起于颈6~胸3棘突和棘上韧带,止于肩峰内缘和肩胛冈上缘;下斜方肌,起于胸4~12棘突和棘上韧带,止于肩胛冈内侧端肩胛提肌止点外侧。④肩胛提肌:起于颈1~4颈椎横突,在肩胛骨内上角与肩胛骨内侧缘。颈1起始的垂直下行到肩胛骨内侧缘,颈4起始的在最深层,以对角线走向到肩胛骨上角。在进行体格检查时,常常可以观察到颈前肌、颈后肌或斜方肌的痉挛,伤处局部可能有轻度肿胀和压痛,颈部各个方向的活动都可能受限。

(四)罐法治疗方案

1.方案一

(1)选穴:风池、大椎、风门、阿是穴。

(2)操作方法:根据扭伤的具体位置,选择相应的穴位或者在瘀血明显的血管附近进行操作。在对局部皮肤进行常规消毒之后,使用三棱针进行刺激,促使血液自然流出。随后,选择适当的火罐,采用闪火法进行拔罐,以排出5~20 mL的瘀血。通常,刺络拔罐疗法的频率是每5 d进行1次。如果治疗效果不明显,可以增加到2~3次。

2.方案二

(1)选穴:选择患者颈部疼痛最明显的部位,即阿是穴,再根据疼痛部位选择性地配上患侧的风池、天柱、百劳、肩井、肩中俞、天宗、秉风穴(每次选择1~2个穴位)。

（2）操作方法：毫针刺入得气后接上治疗仪,选择连续波,频率适中,以患者可以耐受为度,20~30 min;结束后拔罐,留罐5~15 min。

3. 方案三

（1）选穴：秉风、大椎、天宗、风门穴(图2-1)。

（2）操作方法：使用罐疗仪时,大负压罐一般使用时间为5~10 min,小负压罐一般使用时间为10~15 min,每天1次,2周为1疗程。

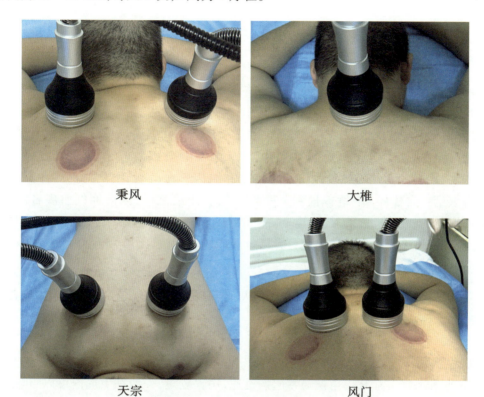

秉风　　　　　　　　　　　　大椎

天宗　　　　　　　　　　　　风门

图2-1　颈部扭挫伤部分选穴

（五）注意事项

1. 皮肤状况　确保拔罐部位的皮肤干净、无破损、无炎症或感染。

2. 消毒　在拔罐前,应对拔罐区域进行彻底的消毒,以防止感染。

3. 拔罐力度　拔罐时力度要适中,避免过强导致皮肤损伤或过弱影响疗效。

4. 拔罐时间　拔罐的时间不宜过长,通常5~15 min为宜,以免造成皮肤过度充血。

5. 个体差异　每个人的体质和承受能力不同,应根据个体情况调整拔罐的频率和力度。

6. 禁忌证　对于有出血倾向、皮肤疾病、急性炎症、孕妇等特殊人群,应避免拔罐。

7. 专业操作　最好由有经验的中医师或专业治疗师进行操作,以确保安全和效果。

8. 观察反应　拔罐过程中和拔罐后要密切观察皮肤的反应,如有异常应立即停止并咨询医生。

9.后续护理　拔罐后应保持拔罐部位的清洁,避免立即沐浴或暴露于寒冷环境中。

10.饮食调理　拔罐期间应注意饮食调理,避免食用辛辣、油腻等刺激性食物。

11.情绪管理　保持良好的情绪状态,避免过度紧张或焦虑,这有助于提高拔罐的疗效。

12.适当休息　拔罐后应适当休息,避免立即进行剧烈运动或重体力劳动。

13.避免重复拔罐　在同一个部位不要频繁拔罐,以免造成皮肤损伤。

二、落枕

(一)疾病概念

落枕,也被称作"失枕",是一种常见的颈部软组织损伤,其主要症状包括颈部疼痛、僵硬和转动困难。这种病症多见于年轻和中年人群,男性患者多于女性,尤其在冬季和春季更为常见。落枕的成因通常与睡眠时枕头的高度、硬度不当或睡姿不良有关,导致颈部肌肉长时间处于过度拉伸和紧张状态,从而发生损伤。此外,睡眠时肩部暴露在外,受到风寒侵袭,也可能导致颈部经络不畅和肌肉气血凝滞,引发疼痛。在巢元方的《诸病源候论·失枕候》中就曾提到"头项有风,在于筋之间,因卧而气血虚者,值风发动,故失枕",可见颈部受风,气血虚弱,容易因风邪而发生落枕;平时缺乏锻炼,身体虚弱,气血不足,筋肉活动失调的人也更容易患上落枕。

(二)疾病诊断

1.病史　落枕通常在睡前没有相关症状,睡醒后突然出现颈部疼痛,多数患者有睡眠姿势不当、枕头高度不适或受凉病史。

2.诊要

(1)症状:多为一侧,活动时疼痛加剧,头部倾向于患侧,如果是由风寒引起的,还可能伴有恶寒和头痛等症状。落枕通常起病迅速,病程较短,一般在1周内可以自愈,但有复发的可能。

(2)体格检查:颈部活动受限,如仰头、点头和转头等,颈部不能自由旋转,转头时常需要上身一同转动,以腰部代偿。疼痛可能向肩背部放射。

(3)辅助检查:X线检查通常没有明显异常,但由于颈部肌肉痉挛,头颈部可能出现歪斜,X线片可能显示颈椎侧弯或生理弧度的改变。

(三)疾病解剖

颈部肌肉可能出现痉挛和压痛,触诊时感觉像条状或块状,斜方肌、大小菱形肌等部位可能有压痛,大多数情况下,损伤主要影响颈部一侧的软组织,如胸锁乳突肌、斜方肌或肩胛提肌等。

(四)罐法治疗

拔罐作为一种治疗手段,主要通过机械刺激和温热效应来发挥作用。对于因风寒引起的落枕患者,拔罐具有促进气血流动、驱散风寒、温通经络、激发身体阳气的作用,这有助于缓解肌肉痉挛,使患者迅速感到颈部的轻松和恢复自如的活动能力。

1. 方案一

(1)选穴:阿是穴。

(2)操作方法:在患者颈部感到明显疼痛的区域,通过触摸发现条索状或肿块状的异常,先对这些区域进行常规的消毒处理。接着,使用梅花针在这些部位进行快速地敲击,直至皮肤表面出现轻微的出血现象。随后,应用火罐进行吸附,可以观察到罐内吸出了黑紫色的血液,直至出血自然停止,留罐 15 min;也可针刺绝骨(双侧)、后溪(双侧)后,在阿是穴拔罐治疗。

2. 方案二

(1)选穴:大椎、患侧的肩中俞或肩井穴等穴位。

(2)操作方法:通过飞腾八法针刺结合上述穴位刺血拔罐。

3. 方案三

(1)选穴:大椎、患侧肩井、阿是穴等穴位。

(2)操作方法:先针刺远端外劳宫穴加人中穴,然后再在大椎穴及患侧肩井穴、阿是穴拔罐。

4. 方案四

(1)选穴:大椎、肩井、天宗、阿是穴等穴位。

(2)操作方法:用泻法针刺后溪、落枕穴、阿是穴、夹脊穴颈 2~7、大椎、天柱、肩外俞、天宗、风池、合谷、肩髃、外关,针刺后取大椎、肩井、天宗、阿是穴拔罐。

5. 方案五

(1)选穴:肩中俞、肩外俞、阿是、太冲、肝俞穴等穴位。

(2)操作方法:①当阳性反应点出现在颈侧的胸锁乳突肌区域,这属于手阳明经。在这种情况下,选择二间穴进行针刺治疗。②如果阳性反应点位于脊柱的正中,且伴有颈椎活动受限,这通常属于督脉。此时,应选择后溪穴进行治疗,因为后溪穴与督脉相通。③当阳性反应点在肩胛冈上缘的一侧,且颈部左右转动受限,这属于手少阳经。治疗时可以选择中渚穴或外关穴进行针刺。④如果阳性反应点位于颈椎与肩胛骨之间,如肩中俞或肩外俞,虽然属于手太阳经,但无论是远端还是局部的针刺效果都不理想。在这种情况下,应采用局部点刺结合拔罐放血的方法。⑤当阳性反应点位于第 6 颈椎至第 4 胸椎棘突与肩胛骨内侧缘之间,这个区域通常与菱形肌有关。治疗时,可以采用局部点刺拔罐放血,或者结合排针和艾灸。⑥落枕有时与情绪波动有关,特别是情绪激动后容易发生。在这种情况下,常规的针刺方法效果可能不稳定。因此,除了常规治疗外,还应加刺太冲穴,或者在肝俞穴进行点刺拔罐放血,以增强疗效。

6. 方案六

(1)选穴:大椎、患侧肩井、阿是穴等穴位。

(2)操作方法:先针刺后溪、落枕、大椎及阿是穴,针刺后在大椎穴及患侧肩井穴、阿是穴拔火罐。

7. 方案七

（1）选穴：大椎穴。

（2）操作方法：先针刺后溪透劳宫，然后在大椎拔罐。

8. 方案八

（1）选穴：患侧锁骨下、肩井、大椎、风门穴等穴位。

（2）操作方法：先针刺手三里、天宗，然后用闪火法在患侧锁骨下、肩井、大椎、风门进行拔罐治疗。

9. 方案九

（1）选穴：大椎、风门、肩井、天宗穴等穴位（图2-2）。

（2）操作方法：使用罐疗仪时，大负压罐一般使用时间为5～10 min，小负压罐一般使用时间为10～15 min，每天1次，2周为1疗程。

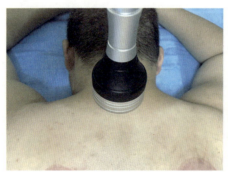

大椎   风门

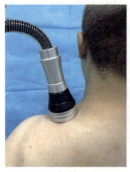   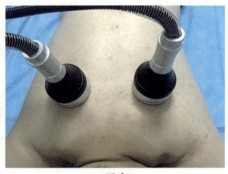

肩井   天宗

图2-2　落枕部分选穴

（五）注意事项

1. 正确的睡眠姿势　避免枕头过高或过低，选择能够支撑颈部的枕头，保持良好的睡眠姿势。

2. 避免过度活动 在急性期,减少颈部的活动,避免快速转头或做剧烈的颈部运动。

3. 局部冷敷或热敷 在落枕初期,可以采用冷敷减少炎症和肿胀;24 h 后,可以改用热敷来促进血液循环和缓解肌肉痉挛。

三、颈椎病

(一)疾病概念

颈椎病,也被称作颈椎综合征或颈椎骨关节炎,是一种由颈椎间盘退化、骨质增生和韧带钙化等变化引起的疾病。这些变化可能会刺激或压迫颈部的神经、脊髓和血管,导致多种症状和体征。在中医学中,尽管没有直接提到颈椎病,但相关的症状可以在痹证、痿证、头痛和眩晕等病症的讨论中找到。颈椎病更常见于中老年人,主要的病因是颈椎的退行性变化,包括椎间盘的水分丧失、纤维环的弹性减弱或断裂、椎间盘的高度降低,以及椎体和软骨终板的骨质增生。这些变化可能导致椎间孔和椎管的容积减小,颈椎失稳,韧带松弛和增生肥厚,甚至钙化。颈部的外伤和慢性劳损,如长期从事需要低头工作的职业或长期使用电脑,也可能加速颈椎的退行性变化。此外,颈椎的先天性畸形,如椎体融合或椎管狭窄,也是颈椎病的一个重要原因。颈椎病可以根据受影响的组织和症状分为不同的类型,包括颈型、神经根型、脊髓型、椎动脉型、交感神经型、混合型和食管压迫型等。每种类型都有其特定的症状和体征,如颈型颈椎病主要表现为颈部疼痛和僵硬,而脊髓型颈椎病可能导致四肢瘫痪。中医理论认为,肝肾亏虚、筋骨退化、先天不足和颈椎畸形是颈椎病发生的内在因素,而颈部外伤、慢性劳损和外感风寒湿邪则是外在因素。诊断颈椎病时,医生会根据症状、体征和影像学检查结果进行判断。例如,颈型颈椎病可能在 X 线检查中显示颈椎生理曲度的改变和椎体的轻度骨质增生;而脊髓型颈椎病的 MRI 检查可能显示脊髓受压的信号改变。

(二)疾病诊断

1. 病史 本病患者多由于长期不良姿势导致局部肌肉关节疲劳性损伤,逐渐出现局部肌肉酸痛等症状,加上受凉、受风等刺激加重,随着年龄增大,椎间盘及椎间关节退变而发展为本病。

2. 诊要

(1)症状:①疼痛,颈部疼痛是最常见的症状,可能伴随肩部和上肢的放射痛。②僵硬,颈部活动受限,导致转动头部时感到困难。③麻木和刺痛,可能在手臂、手指或肩部感到麻木或刺痛。④肌肉痉挛,颈部肌肉可能出现痉挛,导致疼痛加剧。⑤力量减退,上肢力量可能减弱,影响日常活动。⑥感觉异常,皮肤感觉可能发生改变,如温度感觉或疼痛感觉的减退;在严重情况下,可能出现手的精细动作能力下降。⑦头晕和眩晕,椎动脉受压时可能出现头晕或眩晕。⑧步态不稳,脊髓型颈椎病可能导致步态不稳或协调能力下降。

(2)体格检查:应注意观察颈部姿态、功能活动度并检查颈部肌肉力量、感觉、反射和协调性。

（3）辅助检查：①X线，评估颈椎的排列、骨质增生、椎间隙狭窄等。②MRI，检查软组织，包括椎间盘突出、神经根压迫、脊髓等状况。③CT，提供更详细的骨骼结构信息，评估骨质增生或狭窄。④彩超，了解颈部血管情况。⑤电生理检查，神经传导速度和肌电图评估神经功能。⑥实验室检查，血液检查排除其他疾病，如风湿性疾病。⑦特殊检查，椎动脉压迫试验评估椎动脉型颈椎病、臂丛神经牵拉试验评估神经根型颈椎病等。

（4）鉴别诊断：颈椎病还需要与其他一些疾病进行鉴别，以排除其他可能导致类似症状的疾病，如神经根型颈椎病需与尺神经炎等疾病区分，椎动脉型颈椎病需与眼源性或耳源性眩晕等疾病区分，混合型颈椎病可能同时表现出多种颈椎病的特征，而食管压迫型颈椎病则可能因为椎体前缘的骨刺形成导致吞咽困难。此外，也应注意如肩周炎、胸廓出口综合征等可表现出相似症状的疾病。在临床上需要注意症状与体征的一致性，影像学检查结果与临床表现的对应关系等。

（三）疾病解剖

颈椎是由多个关节组成的复杂结构，包括关节突关节、钩突关节和椎间盘。这些结构使得颈椎能够进行较大幅度的活动，如前屈、后伸、左右侧屈、旋转，但同时也使得颈椎容易因为微小的退化变化而出现显著的临床症状。随着时间的推移，椎间盘逐渐失去水分，导致脊柱的韧带变得更加僵硬，这减少了颈部的活动能力。长期的不良姿势或颈部的重复性活动可能导致慢性损伤，加速椎间盘的退化和周围软组织的损伤，这种损伤增加了椎间关节之间的直接接触，可能会引起骨关节炎；如果椎间盘受损，可能会在脊柱中形成额外的骨质，即骨赘，这些骨赘也可能压迫脊髓和神经根。椎间盘的破裂可能使得其内部物质突出，对脊髓和神经根造成压迫。

随着颈椎病的发展，可能会导致椎管狭窄，对脊髓和神经根产生压迫，引起疼痛、麻木和运动功能的问题。此外，颈椎病还可能影响椎动脉的血流，导致眩晕、头痛等症状。颈椎如果存在先天性畸形，如椎体融合或椎管狭窄，也可能改变应力分布，对神经和血管造成刺激或压迫，从而引发相关症状。

（四）罐法治疗

1. 方案一

（1）选穴：主穴取风门、肺俞、心俞、督俞、膈俞、肝俞、肾俞穴等穴位；配穴取大椎、身柱、天宗、肩外俞、委中、承山穴等穴位。

（2）操作方法：患者取俯卧位，以上腧穴对称排列选用，拔罐10～15 min后起罐，根据病情每天1次或2次，7 d为1个疗程。

2. 方案二

（1）选穴：大椎、大杼、夹脊穴颈5～7。

（2）操作方法：先电针围刺，取大椎、大杼、夹脊穴颈5～7；随证配穴：头晕配风池、百会，失眠配百会、印堂，耳鸣配听官、听会、翳风，肩痛配肩髃、肩髎，手部疼痛配外关、中渚、合谷。结束后进行刺络拔罐,取大椎、大杼、夹脊穴颈 5~7,三棱针在所取穴位处快速散刺 6~12 针,进针 0.1~0.2 寸,使针刺部位微微出血,留罐 10~15 min。

3. 方案三

(1)选穴:大椎、风池(双)、肩井(双)、颈夹脊及阿是穴等穴位。

(2)操作方法:患者取伏案式坐位或侧卧位,每次轮流选择上述 2~3 个穴位,常规消毒后,用一次性梅花针叩至皮肤发红,局部出现轻微渗血,然后在出血部位拔罐,火罐内可见少量渗血,5~10 min 后起罐,局部用消毒干棉球擦拭血迹。每星期治疗 3 次,10 次为 1 个疗程。

4. 方案四

(1)选穴:大椎、双侧肩井、双侧天鼎及双侧肩胛骨内上角。

(2)操作方法:药物与拔罐相结合,药物包括桂枝 30 g,防风 20 g,红花 20 g,露蜂房 10 g,女贞子 30 g,威灵仙 20 g 等。置于以干毛巾缝制的口袋内,封口,用 3000 mL 水充分浸泡后,煎煮,待药液沸腾后,保温于 45 ℃左右,以备拔罐时用。分别以大椎、双侧肩井双侧天鼎及双侧肩胛骨内上角为中心,共拔 7 个罐。

5. 方案五

(1)选穴:颈夹脊、大椎、颈百劳、肩井穴等穴位。

(2)操作方法:刮痧选穴,疼痛相应节段为颈夹脊、风池、大椎、颈百劳、肩井、肩外俞、阿是穴。出痧重的部位及疼痛相应节段颈夹脊、大椎穴、颈百劳、肩井穴予以放痧治疗,具体方法,局部皮肤常规消毒,用三棱针点刺 5 针,针入 2.5~5.0 mm 深,加拔火罐。拔罐的负压可以扩张血管,加强局部的血液循环。两种疗法联合运用还可改善斜方肌的缺血缺氧状态,从而降低斜方肌的肌张力。

6. 方案六

(1)选穴:风府、大椎、玉枕、天柱、大杼、风门、风池、肩井穴等穴位。主要经络有督脉、足太阳膀胱经、足少阳胆经,以上述穴位为主。伴有手臂疼痛、胀麻者,加刮手阳明大肠经,重点刮拭肩髃、曲池穴。

(2)操作方法:刮痧联合拔罐治疗,先进行刮痧,刮痧结束后再拔罐。

7. 方案七

(1)选穴:双侧肩井、天柱、大椎、颈夹脊、阿是穴,伴有上肢疼痛者加天宗、曲池、合谷等穴位。

(2)操作方法:可结合药物拔罐,罐材料选择竹罐。首先将中药材熬制成药汤,随后将竹制的罐子完全浸入药汤中进行加热处理,持续煮沸 10 min,之后取出并搁置一旁。接着,将药汤倒入蒸汽喷雾器中,利用其产生含有药物成分的蒸汽,让蒸汽进入罐内。当罐内蒸汽的温度降至 50~60 ℃,操作者需要先用手背测试温度,确保其适宜。在确认温度对患者适宜且可承受的情况下,将竹罐放置于患者特定的穴位上进行拔罐治疗。整个过程中,确保罐内蒸汽的温度控制在患者感到舒适的范围内。

蒸汽竹药罐法治疗可用于由风寒引起的神经根型颈椎病,这种方法通过药物蒸汽排空竹罐内的空气,形成负压环境,使罐体能够吸附在选定的穴位或拔罐区域的皮肤上。此法综合了药物疗效、拔罐和熏蒸三种治疗手段。其作用机制主要包括以下几个方面。①机械刺激作用:通过拔罐造成的局部负压,使得皮肤表层发生变化,如表皮角化层断裂,细胞层由多层变为单层,部分细胞层间隔受损,这增强了皮肤的渗透性,为局部用药提供了条件。同时,真皮内血管扩张、渗出增加以及细胞吞噬活动加强,有助于药物吸收;改变皮肤局部的酸碱环境,有助于清洁皮肤和抵抗感染;刺激皮肤生发层细胞分裂和增殖,促进伤口愈合并减少瘢痕形成;激活真皮中的免疫细胞,如单核吞噬细胞、肥大细胞和白细胞等,参与免疫反应,帮助身体抵御疾病。②温热刺激作用:温热可以促进局部血液循环,加快新陈代谢,帮助身体排出废物和毒素,改善局部组织的营养状况,并增强白细胞和网织红细胞的吞噬能力。③药物刺激作用:药物分子通过皮肤和黏膜吸收进入体内,绕过了肝脏的首过效应,提高了病灶区域的药物浓度,使药物能更直接地对病因发挥作用,实现治疗效果。

8. 方案八

(1)选穴:压痛点或其他不适部位(如出现硬结、纤维条索等区域)。

(2)操作方法:先进行针刺,选择的穴位包括颈百劳、风池、大椎、肩井以及阿是穴。颈百劳穴位以向内斜刺的方式刺入 10～20 mm,风池穴位则向鼻尖方向斜刺 20～30 mm,大椎和肩井穴位均采用直刺方式,深度为 5～10 mm,而阿是穴根据实际情况直刺 5～30 mm。在施针过程中,采用提插捻转的手法,并在患者感到"得气"后,连接低频脉冲治疗仪。治疗时,同侧的风池穴和肩井穴各连接一个电极,总共连接两对电极进行治疗。使用连续波,频率设置为 2 Hz,电流强度根据患者的耐受调整,并保持针刺状态20 min。整个治疗过程每3～5 d进行1次,总共进行6次。电针治疗结束后,患者采取俯卧位,针对压痛点或其他不适区域(例如出现硬结或纤维条索的区域)进行滚刺,此时皮肤可能会出现发红或有小血珠渗出的现象。在滚刺过的区域进行拔罐治疗,采用闪火法将罐吸附在滚刺区域,保持拔罐状态5 min。拔罐治疗每周进行 1 次。

9. 方案九

(1)选穴:敏感点。

(2)操作方法:在颈部的督脉和两侧的夹脊穴位上,通过一系列手法如触摸、摸索、轻压和重按等进行诊断,如果观察到皮肤上有血管显露,或触摸时感觉到硬结或条索状物质,或按压时患者感到酸痛,这些表现即为敏感点。接着,让患者处于俯卧位,并在完成常规的皮肤消毒程序后,在颈部的这些敏感点上使用七星针进行重点刺激以促使出血,每个点需要刺激大约 100 次。继而进行拔火罐治疗,持续5 min,目的是吸出局部的瘀血和血凝块。拔罐结束后,清除吸出的瘀血和血凝块。

10. 方案十

(1)选穴:主穴选择颈部疼痛最显著的夹脊穴、肩中俞、肩外俞、肩贞穴和曲池穴。根据不同类型的症状,选择相应的配穴,对于风寒阻络型症状选择大椎和风池穴;气血亏虚型选择足三里和气海穴;气滞血瘀型选择足三里和太冲穴;痰湿阻络型选择丰隆和足三里穴;肝肾不足型选择肝俞和肾俞穴。

（2）操作方法：治疗时，患者背对椅子坐下，身体前倾，确保颈部保持舒适和肌肉放松的状态。当针具加热至通红时，迅速准确地刺入上述穴位，然后快速拔出，每个穴位进行2~5次点刺。在主要穴位上迅速进行拔火罐操作，火罐留置时间为15 min。根据病情的不同辨证类型，适当选择2个辅助穴位进行治疗。研究者建议，在火针治疗之后立即进行拔罐，这样可以发挥刺络拔罐的综合效果，促使体内的瘀血和湿邪通过体表排出，有效控制病情的扩散，阻止病情的进一步发展。这种治疗方法相当于从根本上解决问题，实现了清热和祛瘀的治疗效果。

11. 方案十一

（1）选穴：肺俞、大椎、风门、肩井穴（图2-3）。

（2）操作方法：使用罐疗仪时，大负压罐一般使用时间为5~10 min，小负压罐一般使用时间为10~15 min，每天1次，2周为1疗程。

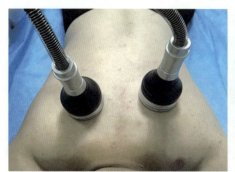
肺俞

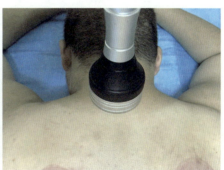
大椎

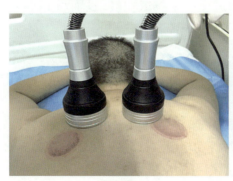
风门

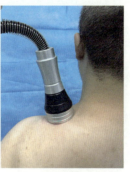
肩井

图2-3　颈椎病部分选穴

在治疗过程中，拔罐常与放血疗法结合使用。这种综合治疗方法在治疗颈椎病时，可以促进血液循环和淋巴液的流动，改善微循环，减少受压迫的神经根的水肿和局部炎症。这有助于排出导致疼痛的物质，软化局部组织，实现缓解疼痛的效果。此外，拔罐和放血的结合还具有清除病邪、清热、促进血液循环、疏通经络、缓解瘀阻疼痛和调和阴阳等多重功效。

(五)注意事项

拔罐时应选择正确的姿势,并控制治疗时间,避免长时间低头,以减少颈椎压力。

第二节　胸背腰部疼痛

一、急性腰扭伤

(一)疾病概念

急性腰扭伤,通常被称为"闪腰"或"岔气",是一种突发性的伤害,通常由腰部突然扭转或其他外力引起,影响腰部的肌肉、韧带、筋膜、椎间关节和腰骶关节。这种类型的腰部损伤在青壮年、体力劳动者以及不经常参与体力活动的人中较为常见,男性患者的数量多于女性。急性腰扭伤通常是由于腰部肌肉、筋膜和韧带遭受突然的扭转力或强烈的肌肉收缩,导致组织撕裂和出血。血溢脉外,离经之血为瘀,阻塞气血流动,从而引起疼痛和活动受限。根据外力的性质和受伤时的姿势,扭伤的具体部位和受损组织会有所不同。例如,当脊柱处于屈曲状态时,骶棘肌会收缩以支撑身体重量并保持躯干稳定。如果此时承受的负担过重或用力过猛,可能会导致肌肉纤维或筋膜撕裂。而在脊柱完全屈曲的情况下,棘上、棘间和髂腰韧带将承受更大的压力,以维持躯干的位置,过度的负重或用力可能会损伤这些韧带。此外,如果腰部活动过于剧烈或突然,如在弯腰或转身时,可能会导致脊柱的椎间关节受到过度的牵拉或扭转,进而引起小关节错位或滑膜嵌顿。

(二)疾病诊断

1. 病史　患者有明确的腰部急性扭伤史,如在运动、提重、不当体位或跌倒中受伤。

2. 诊要

(1)症状:伤后立即出现腰部剧烈疼痛,疼痛可能在用力时(如咳嗽、打喷嚏)加剧。腰部活动范围受限,如仰头、俯身、转身等动作困难,严重时可能影响坐立、行走或起床。

(2)体格检查:①肌肉痉挛,腰部肌肉可能出现痉挛,触诊时可感到条索状或块状硬结。②压痛点,在棘突旁、骶棘肌处、腰椎横突或髂嵴后部等部位有明显压痛。③神经症状,根据损伤部位,可能出现下肢放射性疼痛或感觉异常,但通常不会有明确的神经根受压体征。

(3)辅助检查:①X线检查,评估腰椎的生理曲度、椎间隙、椎体边缘等,可能观察到生理前凸消失或轻度侧弯,但通常无明显异常。②CT或MRI,在必要时进行,可与椎间盘突出、骨折、腰椎感染、腰椎结核、肾结石、骨肿瘤等鉴别。此外还需要注意患者的主观症状与医生检查发现的客观体征应相符合。

（三）疾病解剖

急性腰扭伤的解剖特点涉及腰部的肌肉、韧带、关节等结构,这些结构在腰部活动中发挥重要作用,也是腰扭伤时容易受到影响的部位。①筋膜:腰部的筋膜在急性腰扭伤中可能发生炎症或损伤,影响肌肉的功能。②腰部肌肉:腰部肌肉如竖脊肌、腰方肌、骶棘肌等在急性腰扭伤中可能发生拉伤或撕裂,导致疼痛和肌肉痉挛。③肌肉附着点:肌肉在骨骼上的附着点可能因扭伤而受损,导致疼痛和功能障碍。④韧带:腰部的韧带,包括黄韧带、棘上韧带和棘间韧带等,可能因过度拉伸或扭伤而受损。⑤椎间小关节:急性腰扭伤可能涉及腰椎的椎间小关节,导致关节错位或滑膜嵌顿。⑥椎间盘:虽然急性腰扭伤主要影响肌肉和韧带,但椎间盘也可能因压力变化而受损。⑦椎骨和棘突:腰部椎骨的棘突和其他骨性结构可能在剧烈扭伤中受到直接或间接的撞击。⑧腰骶关节:连接腰椎和骶骨的腰骶关节可能因扭伤而受到影响,导致关节不稳定或疼痛。⑨神经结构:腰部的神经根在急性腰扭伤中可能受到刺激或压迫,尽管这种情况较少见。⑩血管:腰部的血管在急性腰扭伤中可能受到压迫或刺激,影响局部血液循环。

（四）罐法治疗

《素问·调经论》载:"病在脉,调之血;病在血,调之络。"《灵枢·九针十二原》谓"宛陈则除之"。拔罐疗法在治疗急性腰扭伤时,融合了西医的精确治疗与中医的整体治疗理念,这种方法不仅关注局部的损伤,更是从筋、骨、皮肤等多个维度进行综合治疗。通过拔罐产生的温热效果、负压以及其调节作用,有助于促进局部气血流通,加速瘀血和郁气的消散。同时,在这一整体治疗过程中,也有助于筋骨结构在解除压迫和散开结块的运动中逐渐恢复正常位置。

1. 方案一

（1）选穴:在治疗急性腰扭伤时,应根据扭伤的侧别来确定取穴,单侧扭伤则选择同侧的委中穴,双侧扭伤则选择两侧的委中穴。

（2）操作方法:在确定的放血区域,通过上下推按手法使瘀血集中于一点。然后,操作者右手持针,对准委中穴或其周围的腘静脉进行快速而准确的点刺,以促使出血。在进行针刺时,要注意控制深度,避免过深的针刺可能对动脉或神经造成的损伤。完成针刺出血后,以针刺点为中心进行拔火罐操作。拔罐后,应留置 5 ~ 10 min,其间拔罐器会吸取一定量的血液,5 ~ 10 mL。当达到适当的出血量后,再将火罐取下。

2. 方案二

（1）选穴:治疗急性腰扭伤时,选择的叩刺区域包括足太阳膀胱经第一侧线从肾俞至关元俞、小肠俞至白环俞的连线;第二侧线从肓门至志室的连线;以及足少阳胆经从环跳至承扶的连线。

（2）操作方法:在这些区域,先使用七星针进行扣刺,直至局部有轻微出血现象。对于疼痛较为明显的穴位,可以适当增加扣刺的力度。操作者需运用腕力,以每分钟约120次的频率进行均匀而密集的叩击。叩击结束后,在出血部位进行拔罐放血,拔罐时间控制在

5 min,此过程中可吸出大量泡沫状的瘀血,随后对术区进行消毒,完成本次治疗。治疗的频率为隔日 1 次,5 次为 1 个疗程,总共持续 10 d。

3.方案三

(1)选穴:压痛点。

(2)操作方法:先进行腰椎正骨,正骨后患者俯卧位,使用三棱针在压痛点进行刺入并迅速拔针,可能会有少量出血或无出血现象。随后,以这些针刺点为中心区域,进行拔火罐操作。拔罐通常持续 10～15 min,直到罐内吸附出适量的血液,然后取下火罐,并用无菌纱布清理拔出的血液。针刺操作应做到轻柔、浅层、迅速且精准,针的插入深度应控制在 0.1～0.2 cm。

4.方案四

(1)选穴:三焦俞、肾俞、大肠俞、志室、气海俞、膀胱俞、阿是穴等穴位。

(2)操作方法:①闪罐法,使用牛角罐,在背部沿着膀胱经的路径(从附分至秩边,大杼至白环俞,自上而下)快速拔罐并重复三次。②点按法,运用牛角罐的尖端,垂直对准腰部的特定穴位(包括三焦俞、肾俞、大肠俞、志室、气海俞、膀胱俞、阿是穴)进行点按,在点按时,利用前臂的动作带动手腕,边按边旋转,持续操作 3 min。③角法,操作者手持牛角罐,使用罐体的弧形表面,从腰部中心向外侧滚揉竖脊肌,持续 3 min。④角擦法,使用罐口的弧形部分,从上至下轻柔地擦拭督脉和两侧膀胱经,持续 3 min。⑤走罐法,在腰部均匀涂上一层油剂,利用闪火法使牛角罐吸附在皮肤上,然后在腰部来回移动罐体,直至皮肤呈现微红晕色。⑥留罐法,将牛角罐吸附在腰部的选定穴位(三焦俞、肾俞、大肠俞、志室、气海俞、膀胱俞、阿是穴),保持吸附状态 5 min。这一系列的手法旨在通过不同的拔罐技巧,达到刺激穴位、促进血液循环和缓解肌肉紧张的效果。

5.方案五

(1)选穴:阿是、肾俞、气海俞、大肠俞、腰阳关、关元俞穴。

(2)操作方法:在进行扶阳罐温通法操作之前,首先要检查罐底是否有任何裂纹或损坏,然后接通电源进行预热。当罐体达到一个恒定的温度状态时,便可以开始按以下操作进行治疗。①温点操作,患者需俯卧,操作者右手稳固地握住罐体,保持罐体与皮肤之间形成一定的角度,利用罐底的陶瓷部分对准并刺激上述穴位。进行垂直按压时,力度应由轻柔逐渐加重,深度由浅入深,每个穴位按压时间为 5 min。②温推操作,在患者的腰部均匀涂抹适量的油剂,操作者手持罐体,让温暖的罐底接触皮肤并沿着经络的路径移动。从大椎至腰阳关、风门至白环俞、附分至秩边穴,确保动作平稳连贯,不偏离或跳过,进行缓慢的温推,每次操作持续 10 min。③温刮操作,操作者手持罐体,使罐底的陶瓷部分与皮肤成 45°角接触,沿着督脉和膀胱经进行直线刮拭,手法要稍重且稍快,采用短线刮拭的方式,每次操作 5 min。④温灸操作,将温暖的罐底吸附在特定的阿是穴上,进行恒温的温灸治疗,持续时间为 10 min。扶阳罐温通法的治疗每天进行 1 次,连续治疗 7 d。这种方法结合了温热刺激和穴位按压,旨在促进气血流通,缓解肌肉紧张和疼痛。

6.方案六

（1）选穴：肾俞、腰阳关、委中穴等穴位（图2-4）。

（2）操作方法：使用罐疗仪时，大负压罐一般使用时间为 5～10 min，小负压罐一般使用时间为 10～15 min，每天 1 次，2 周为 1 个疗程。

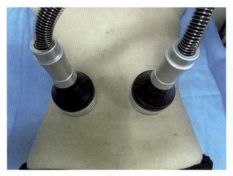
肾俞
腰阳关

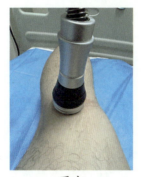
委中

图 2-4　急性腰扭伤部分选穴

（五）注意事项

1.损伤期间避免热敷　由于肌腱韧带等软组织存在撕裂，热敷会加速皮下水肿及疼痛加重。

2.谨慎拔罐　拔罐的负压可能使软组织受到牵拉和充血，加重水肿和疼痛，因此建议在急性期慎重拔罐。

3.卧床休息　应卧硬板床休息，以支撑和固定腰椎及周围软组织，有利于腰部的自我修复。

二、慢性腰肌劳损

（一）疾病概念

慢性腰肌劳损是一种由于长期外力作用或劳逸不当等因素引发的腰部软组织如肌肉、韧带和筋膜的无菌性炎症，主要表现为慢性腰痛。这种病症不仅常见于中老年人，而且在年轻和中年人群中的发病率也在上升,通常与工作性质或环境条件密切相关,是导致腰痛的普遍原因之一。《素问·宣明五气》曰:"久视伤血,久卧伤气,久坐伤肉,久立伤骨,久行伤筋,是谓五劳所伤",可见长时间的不良姿势或过度劳累可以导致气血和筋肉骨骼的慢性损伤。慢性腰肌劳损的成因多样,主要包括长期的劳逸过度累积的损伤、未能妥善治疗的急性外伤、外界的风寒湿邪影响以及先天性的畸形等。劳逸过度累积的损伤通常是由于腰部肌肉长时间过度使用,如长时间保持弯腰工作的姿势,或习惯性的不良姿势,或长时间维持某一固定姿势,导致肌肉、筋膜和韧带持续受到拉扯,肌肉内压力升高,血液供应不足,肌纤维在收缩时无法得到足够的能量补充,产生乳酸积累,并由于代谢废物未能及时清除,长期积聚可能引发炎症和粘连。长期如此,可能导致组织变性、增厚和挛缩,进而刺激神经,引起慢性腰痛。急性损伤如果治疗不当或反复发生,可能导致腰肌筋膜无法完全愈合,长期的无菌性炎症会使受损的肌纤维变性或形成瘢痕,这些变化可能刺激或压迫神经末梢,引起慢性腰痛。风寒湿邪的侵袭可能干扰局部气血流动,加速腰骶部肌肉、筋膜和韧带的紧张和痉挛,从而导致组织变性,引起慢性腰痛。

(二)疾病诊断

1. 病史　患者多有急性腰扭伤未得到妥善治疗或腰部长期慢性劳损的病史。

2. 诊要

(1)症状:①腰部隐痛,时有发作,劳累后症状加重,休息后可缓解。②弯腰困难,强行弯腰时疼痛加剧。适当活动或经常变换体位后腰痛可减轻。腰部对温暖感觉舒适,对寒冷敏感,痛感可能与天气变化有关。

(2)体格检查:棘突两旁的骶棘肌处、髂峰后部或骶骨后面的骶棘肌附着点处可能有压痛点。若有棘上或棘间韧带劳损,棘突上或棘突间可能有压痛。直腿抬高试验阴性,无神经根受压的体征;进行腰部功能活动度、肌力测试等,以评估腰部功能状态;神经系统检查无异常,如腱反射正常、无感觉障碍等。

(3)辅助检查:X线检查通常无明显异常,但部分患者可能有脊柱腰段的轻度侧弯、腰椎骶椎先天性畸形或伴有骨质增生。在必要时,可能需要进行 MRI 或 CT 扫描,以排除椎间盘病变或神经结构的压迫。

(4)鉴别诊断:须排除腰椎间盘突出、腰椎滑脱、腰椎管狭窄、腰椎结核、肿瘤等其他腰部疾病。

(三)疾病解剖

腰肌劳损多表现为肌肉疲劳与损伤、筋膜与韧带的慢性炎症、关节退变增生等。长期的腰肌劳损可能导致肌肉萎缩和变性,影响肌肉的正常功能;单纯性腰肌劳损的压痛点常位于棘突两旁的骶棘肌处、髂峰后部或骶骨后面的骶棘肌附着点处。若有棘上或棘间韧带劳损,压痛点则位于棘突上或棘突间;长期的炎症反应可能引起组织液渗出和微血管破裂,在肌间隙形成瘢痕组织,从而引起局部粘连和纤维条索的形成,这些变化可能导致肌肉活动受限。椎间盘与椎间关节的退变:腰肌劳损可能伴随椎间盘和椎间关节的退变,影响脊柱的稳定性和灵活性;长期的应力集中可能导致骨质增生,形成骨刺,影响腰部的活动范围。

(四)罐法治疗

1.方案一

(1)选穴:肾俞(双)、委中(双)、腰夹脊(双)、命门(双)、大肠俞(双)、次髎(双)、腰阳关、阿是穴等穴位。

(2)操作方法:首先将火罐吸附于皮肤表面,随后操作者稳定罐体,沿着腰骶部位做来回推动和旋转动作,直至皮肤出现红润或紫红色的斑点。完成这一步骤后,需要将刮痧油擦拭干净,接着使用75%的医用酒精对患者的上述穴位进行消毒,随后,选用合适规格的火针,将其在酒精灯上加热至红热状态,迅速准确地刺入预先选定的穴位,随即快速拔针,而后在这些穴位上进行拔罐,留置时间为5 min。

2.方案二

(1)选穴:肾俞、阿是穴。

(2)操作方法:先采用闪火法进行拔罐,罐体沿腰部肌肉纤维的方向移动,同时轻轻摇晃罐体,这个过程持续大约3 min。之后,在肾俞穴和阿是穴上继续留罐10 min。拔罐后,取20~30 g火疗药粉平铺在两层纱布之间,形成手掌大小的范围,然后敷贴在治疗部位,并用塑料薄膜将纱布完全覆盖,纱布上再铺两层干毛巾;将适量的75%酒精均匀喷在上层毛巾上并点燃,当患者感觉到明显的热感时,立即熄灭火焰并移除上层毛巾,最后用棉被将患者覆盖,保持俯卧姿势30 min。火疗药物参考如下:防风、细辛、荆芥、桂枝、川椒、没药和乳香等分打粉。

3.方案三

(1)选穴:督脉、三焦俞、膀胱俞穴等穴位。

(2)操作方法:阳经排刺结合拔罐治疗,针刺取穴:以双侧三焦俞、双侧膀胱俞为两条水平线,分别沿膀胱经第一侧线、第二侧线及督脉排刺,间隔为1~2寸。第一侧线、第二侧线及督脉排刺,间隔为1~2寸。先消毒、针刺,提插捻转平补平泻法,留针25 min;针刺后嘱患者轻度活动腰部,用2号玻璃罐用火吸法沿脊柱两侧排2列,留罐5 min。每天1次,6 d为1个疗程,共治2个疗程。

4.方案四

(1)选穴:命门、肾俞、委中、腰阳关等穴位(图2-5)。

(2)操作方法:使用罐疗仪时,大负压罐一般使用时间为5~10 min,小负压罐一般使用时间为10~15 min,每天1次,2周为1疗程。

(五)注意事项

1.个体化治疗　根据患者的具体情况,如年龄、体质、病情严重程度等,制定个性化的治疗方案。

2.避免急性期治疗　在腰肌劳损的急性炎症期,应避免进行外治,以免加重症状。

3.保暖防寒　治疗前后应注意保暖,避免腰部受凉,特别是在寒冷的环境中。

4.适度活动　治疗期间应避免过度活动和重体力劳动,以免加重腰部负担。

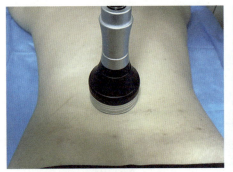
命门

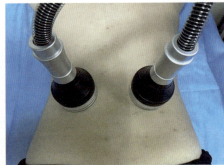
肾俞

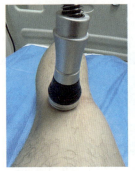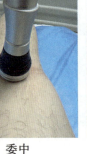
委中

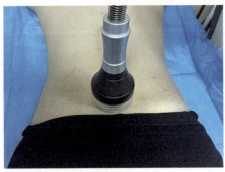
腰阳关

图2-5　慢性腰肌劳损部分选穴

三、腰椎间盘突出症

(一)疾病概念

腰椎间盘突出症,也被称作腰椎间盘纤维环破裂髓核突出症,是一种由于腰椎间盘退化,在外界力量作用下导致纤维环破裂和髓核突出,进而刺激或压迫神经根,引发的腰痛和下肢坐骨神经痛的疾病。

椎间盘是连接两个腰椎椎体的结构,由外周的纤维环、中心的髓核和上下的软骨板组成。纤维环由纤维软骨构成,前部与前纵韧带紧密相连,后部则较为薄弱,连接后纵韧带。髓核是椎间盘中心的弹性胶状物质,随着年龄增长,其水分减少,逐渐变得颗粒状和脆弱。软骨板则是椎间盘上下的透明软骨。椎间盘在脊柱中起到稳定和缓冲作用。在腰部前屈时,椎间盘前方承受压力,髓核向后移动;腰部后伸时则相反。

腰椎间盘突出症多见于20~40岁的青壮年,男性较为常见,是导致腰腿痛的常见原因。病因包括内在的椎间盘退变和外在的腰部损伤。随着年龄增长,椎间盘因长期受到挤压力、牵拉力和扭转力等外力作用而发生退变,纤维环失去弹性,椎间隙变窄,韧带松弛,最终导致纤维环破裂和髓核突出。急性或慢性损伤,如不当姿势提重、长时间弯腰后突然伸腰,或轻微扭动如洗脸、打喷嚏等,都可能导致纤维环破裂。少数患者可能没有明显的外伤史,但因受凉或肝肾不足,风寒湿邪侵入,引起腰肌痉挛,导致椎间盘纤维环破裂和髓核突出。下腰部是应力集中的区域,活动度大,损伤概率高,尤其是腰4、5 和腰5、骶1 椎间盘,是突出的常见部位。纤维环破裂后,突出的髓核压迫硬脊膜和神经根,是腰腿痛的主要原因。若压迫神经根,可出现放射痛、感觉过敏、腱反射亢进等症状。长期压迫还可能导致神经功能障碍,表现为感觉减退、肌力减弱、腱反射减弱或消失。大多数情况下,髓核向侧面突出,形成侧突型,单侧突出可引起同侧下肢症状。若髓核从后纵韧带两侧突出,可能引起双下肢症状,呈现交替现象。若髓核向后中部突出,形成中央型,可能压迫马尾或两侧神经根,引起马鞍区麻痹和双下肢症状。

(二)疾病诊断

1. 病史　腰椎间盘突出症通常与不同程度的腰部外伤有关,有些患者可能仅有受凉的经历。

2. 诊要

(1)症状:主要症状包括腰痛和下肢坐骨神经的放射痛。疼痛可能在咳嗽、打喷嚏或用力排便时加剧,某些动作如步行、弯腰或伸膝时也可能使痛感增强。卧床休息和屈髋屈膝可以减轻疼痛,但在严重情况下,患者可能难以起床或翻身。长期患病可能导致下肢感觉麻木、发冷、无力。中央型突出可能导致马尾神经压迫,引起会阴部麻木、刺痛,以及排尿和排便功能障碍,甚至阳痿或下肢瘫痪。有些患者的首发症状可能是下肢痛,而腰痛不明显。

(2)体格检查:①腰部可能出现畸形,如腰肌紧张、痉挛,腰椎生理前凸减少或消失,脊柱侧弯等。②腰部压痛和叩击痛,疼痛可能沿坐骨神经走向放射。③腰部活动受限,特别是在急性发作期。④皮肤感觉障碍,如皮肤过敏、麻木、刺痛及感觉减退。⑤病情严重时压迫神经根可能导致肌力减退或肌肉萎缩、腱反射可能减弱或消失。⑥特殊检查可能显示直腿抬高试验阳性等。

(3)辅助检查:①X 线检查可能显示腰椎侧凸、椎间隙变窄等。②造影检查可以显示椎间盘突出的具体情况。③CT、MRI 检查可以清晰显示椎管形态和神经根受压情况。④其他检查如肌电图可以帮助判定受损的神经根及其影响。

(4)鉴别诊断:鉴别诊断时应排除腰椎管狭窄症、腰椎结核、腰椎骨关节炎、强直性脊柱炎、脊柱转移肿瘤等疾病,这些疾病的症状和体征各有特点,可以通过体格检查、影像学检查、实验室检查等鉴别。

(三)疾病解剖

腰椎间盘突出症的解剖学变化主要涉及椎间盘结构的改变和周围组织的受影响情况,具体如下。①椎间盘退变:随着年龄增长或损伤累积,椎间盘可能发生退变,表现为椎间盘高度降低和水分减少。②韧带松弛:长期的压力或损伤可能导致连接椎骨的韧带变得松弛,减少脊柱的稳定性。③纤维环破裂:椎间盘外围的纤维环可能因为过度压力或损伤而发生破裂,形成裂缝或撕裂。④髓核突出:椎间盘中心的髓核可能通过纤维环的裂缝突出到椎间盘外部。⑤硬膜囊压迫:在某些情况下,突出的椎间盘可能压迫硬膜囊,影响其中的神经结构。⑥神经受压:突出的髓核可能压迫附近的神经根,导致疼痛、麻木或其他神经症状,为了减少神经根的压迫,周围肌肉可能出现痉挛,导致疼痛和活动受限,在中央型椎间盘突出中,可能压迫马尾神经,甚至引起严重的神经功能障碍。⑦关节突关节变化:椎间盘退变可能影响相邻椎骨的关节突关节,导致关节炎或关节增生。⑧椎间隙狭窄:椎间盘退变可能导致椎间隙变窄,影响脊柱的稳定性和灵活性。⑨椎体骨质增生:为了适应椎间盘退变带来的不稳定性,椎体可能出现骨质增生,形成骨刺。⑩椎管狭窄:椎间盘突出和其他退变过程可能导致椎管变窄,进一步压迫神经结构。

(四)罐法治疗

1. 方案一

(1)选穴:委中穴。

(2)操作方法:使用三棱针在委中穴上快速点刺 5 ~ 8 次,每次点刺的深度控制在 3 ~ 6 mm;点刺后,接着采用闪火罐法,将罐吸附在穴位上并留置 3 ~ 5 min。在此过程中,需要确保每个穴位的出血量控制在 5 ~ 8 mL。可配合针灸、推拿、刮痧等治疗方式以达到调和气血、通畅经脉、平衡阴阳的作用。

2. 方案二

(1)选穴:阿是、病变腰椎夹脊(双侧)、患侧秩边、环跳、承扶、委中、阳陵泉、承山穴。

(2)操作方法:使用一次性使用的无菌放血针迅速穿透皮肤,针对腰部的夹脊穴,针刺深度应达到椎弓根。对于其他穴位,根据具体部位的不同,针刺深度在 1 ~ 3 cm 变化,对于委中穴,可以直接刺破表面的青色脉络。所有穴位在针刺达到所需深度后,应迅速拔针并进行拔罐操作,拔罐时间控制在 5 ~ 10 min。整个治疗过程中,所有穴位的总出血量应控制在 20 ~ 60 mL。正如《素问》所云"凡治病必先去其血""菀陈则除之者,出恶血也",通过针刺放血拔罐,可以迅速达到活血理气、消肿止痛的目的。

3. 方案三

(1)选穴:阿是穴、夹脊穴、次髎、膈俞、环跳、委中、阳陵泉穴。

(2)操作方法:指导患者并采取俯卧位,并嘱其放松,暴露出腰部和下肢区域。接着,主要沿足太阳膀胱经和督脉的路径寻找引起患者酸、麻、胀、痛感觉最明显的阳性反应点并标记;常用的穴位包括阿是穴、夹脊穴、次髎、膈俞、环跳、委中和阳陵泉。对于环跳穴需要深刺。通常在腰椎两侧或下肢选择 2 ~ 3 个痛觉反应最强烈且适合拔罐的敏感点。然后,采用梅花针进行叩刺,并结合拔火罐治疗。叩刺时应控制力度,以达到适中的效果,目标出血量大约为 5 mL,拔罐后应留置 5 ~ 10 min。《灵枢·经脉》中说:"刺诸络脉者,必刺其结上甚出血",所谓"结上"指结络,亦指体表的阳性反应点,梅花针加拔火罐可以起到通络活血、散瘀止痛的作用,特别适用于血瘀型腰椎间盘突出症。瘀血不去,新血不生,故该法可以明显改善腰椎间盘局部的营养状况。

4. 方案四

（1）选穴：委中、承山穴。

（2）操作方法：患者需要采取俯卧姿势，以便寻找治疗点。治疗点包括患侧的上位椎体横突下缘、下位椎体横突上缘，这些点大约每隔 0.5 cm 选取 1 次，以及患侧椎管外孔、腰三横突尖、环跳穴、承扶穴、阳陵泉、委中穴、承山穴和昆仑穴，并对这些点进行标记。消毒、麻醉后，依次在上位椎体横突下缘骨面进行横行切割，实施数刀；在椎管外孔缘进行紧贴的切割松解；对下位椎体横突上缘骨面的标记点也进行横行切割松解；沿患侧腰三横突尖进行剥离松解；在环跳穴处，垂直刺入臀大肌并进行数刀的切割松解；而在承扶穴、阳陵泉、委中穴、承山穴和昆仑穴，则进行浅层的皮下筋膜刺入，并实施局部的纵行疏通。针刀松解结束后，在委中穴和承山穴进行拔罐，并留罐 5 min。

5. 方案五

（1）选穴：委中、承山、阳陵泉、局部阿是穴（压痛点）穴等穴位（图 2-6）。

（2）操作方法：使用罐疗仪时，大负压罐一般使用时间为 5～10 min，小负压罐一般使用时间为 10～15 min，每天 1 次，2 周为 1 疗程。

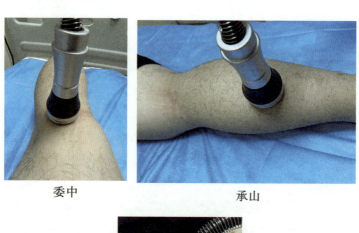

委中　　　　　　　　　承山

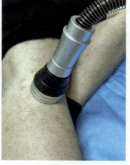

阳陵泉

图 2-6　腰椎间盘突出症部分选穴

（五）注意事项

1. 病情评估　不是所有腰椎间盘突出症患者都适合拔罐治疗。轻症患者可以在医生指导下进行拔罐,而重症或急性期患者不建议进行拔罐。

2.操作技巧　拔罐时应注意操作方法,避免因操作不当导致皮肤损伤或加重症状。拔罐可以通过负压吸引作用,将局部的淤血和代谢废物吸引出来,从而舒经活络、缓解疼痛。

3.拔罐时间　本病拔罐的留置时间一般建议在 10～15 min,具体时间根据火罐大小和吸力强弱调整。

四、棘上、棘间韧带损伤

(一)疾病概念

棘上和棘间韧带损伤引起的腰痛,也被称作"腰脊痛",这种类型的腰痛特征是腰部和脊柱区域的疼痛、僵硬,以及在做弯腰、后仰和转身动作时的不便。这种状况常常因为不良姿势或不当用力而时有发作,并且可能会持续存在,演变成难以治愈的慢性腰痛,成人中较为常见。这种腰痛的原因通常是由于腰椎间盘、骨骼、关节和韧带的退化性变化,或者由于过度使用、劳损,或受到风寒湿邪的影响而加剧,导致棘上和棘间韧带的损伤,甚至可能发生断裂或撕脱。这种情况特别容易在第3、4、5腰椎处发生。

(二)疾病诊断

1.病史　本病一般有劳损史或外伤病史,呈撕裂样、针刺样或刀割样剧痛并伴活动受限。

2.诊要

(1)症状:临床表现通常包括慢性的腰部和脊柱疼痛、僵硬,以及在做弯腰等动作时疼痛的加剧,而在静卧时痛感会有所减轻;劳累后痛感增加,休息后则会减少,局部可见肿胀、瘀斑、肌肉痉挛。

(2)体格检查:在查体时常会发现脊柱前屈的活动明显受限,并且存在明显的局部压痛点。如果棘突尖部有轻微的压痛,这通常表明是棘上韧带的损伤;而棘突之间如果有深层的压痛,则表明是棘间韧带的损伤;

(3)辅助检查:MRI 棘间韧带变性/棘间韧带炎症主要表现在压脂 T_2WI 图像上棘间韧带信号增高。

(三)疾病解剖

棘上韧带为索状纤维组织,比较坚韧,但在腰骶部相对薄弱;棘间韧带位于相邻两棘突之间,呈长方形,其腹侧与横韧带相连,背侧与背部长肌的筋膜和棘上韧带融合在一起,棘间韧带纤维较短。

(四)罐法治疗

1.方案一

(1)选穴:阿是穴。

(2)操作方法:患者取俯卧位,在腰部查找最疼痛的阳性点,即阿是穴,常规消毒后,用灭菌的三棱针浅刺痛点6~8针,再用闪火拔罐,留罐5~10 min,出血量控制在5~10 mL。完毕后局部皮肤常规消毒。

2.方案二

(1)选穴:阿是穴。

(2)操作方法:患者俯卧位,治疗时,使用针灸针扬刺,在最痛点垂直刺入1针,然后在痛点周围上下左右各0.5寸处,以45°角斜刺,针尖指向痛点中心,共刺入4针。这些针需要达到骨膜的深度,并在旋转捻针时让患者感到明显的酸胀感,这是治疗有效的标志。针留在穴位上20 min,之后进行旋转出针。出针后,进行拔罐治疗以帮助放血。治疗每2 d进行1次,连续治疗3次后评估治疗效果。

(五)注意事项

1.评估病情 在进行治疗前,应由专业医生对患者的损伤程度进行详细评估,以确定是否适合拔罐治疗。

2.急性期处理 对于急性损伤,应先进行冷敷以减轻炎症和肿胀,通常在48 h内进行,之后可以改为湿热敷。

3.避免过度活动 在治疗期间,患者应避免过度活动和剧烈的腰部运动,以免加重损伤。

五、第三腰椎横突综合征

(一)疾病概念

第三腰椎横突综合征是一种由于第三腰椎横突周围组织损伤引起的慢性腰痛症状,这种疾病也被称作第三腰椎横突滑囊炎或第三腰椎横突周围炎。其主要特征是在第三腰椎横突区域有明显的压痛,且可能伴随下肢疼痛。这种病症在年轻和中年人群中较为常见,特别是在那些从事体力劳动的人中。病因通常与长期的劳损或未得到及时治疗的急性腰部损伤有关。第三腰椎是腰椎的中心,活动性较大,其横突较长,是多个腰部肌肉的起点,并且有深层筋膜附着,这使得它成为腰部肌肉运动的关键支点,也是受力最大的部位,因此容易受伤。急性或慢性的损伤可能导致第三腰椎横突区域的肌肉、筋膜或滑囊发炎、肿胀、充血和渗出,引起组织粘连、筋膜增厚、肌腱挛缩,以及骨膜、纤维组织和纤维软骨的增生等病理变化。外界的风寒湿邪也可能诱发或加剧这些炎症反应。此外,臀上皮神经起源于腰1~3脊神经后支的外侧支,穿过横突间隙,经过腰背筋膜深层,最终分布于臀部和大腿后侧的皮肤。因此,第三腰椎横突区域的组织损伤可能会刺激这些神经纤维,长期下来可能导致神经纤维变性,引起臀部和腿部的疼痛。腰部患侧的第三腰椎横突损伤可能会导致同侧肌肉紧张或痉挛,长期还可能引起对侧腰肌紧张,进而导致对侧第三腰椎横突受损,临床上常常观察到双侧疼痛的症状。

(二)疾病诊断

1.病史 患者可能有腰部扭伤或长期劳损的病史,但有时候也可能没有明显的原因。

2.诊要

(1)症状:本病主要表现为腰部疼痛,伴随同侧肌肉的紧张或痉挛,以及腰部和臀部的疼痛,这种疼痛有时会扩散到大腿后侧甚至腘窝区域。

(2)体格检查:在第三腰椎横突的尖端(有时可能在第二或第四腰椎横突尖端)有明显的压痛点,按压这一区域可能会引起同侧下肢的放射性疼痛,但这种疼痛通常不会超过膝盖。患者可能在活动后感到疼痛加剧,有时甚至在翻身或行走时遇到困难,早晨起床或弯腰时疼痛也可能加重,但腰部的功能通常不会有明显受限。如果病程较长,可能会出现肌肉萎缩。如果继发影响到对侧的第三腰椎横突,患者可能会表现出两侧腰痛和对侧第三腰椎横突的明显压痛。

(3)辅助检查:通过 X 线检查,可能观察到一侧或双侧第三腰椎横突过长,横突长度不对称,横突向后倾斜,或横突末端骨密度增加。

(4)鉴别诊断:在诊断时,需要将本病与腰椎间盘突出症、急性腰骶关节扭伤和臀上皮神经损伤等其他疾病进行区分,压痛点的位置以及直腿抬高试验和加强试验的结果对于鉴别诊断具有重要意义。

(三)疾病解剖

腰三横突综合征的解剖特点与第三腰椎的独特解剖结构有关,这些特点使得第三腰椎容易受到损伤和炎症的影响。①横突长度:第三腰椎的横突通常比其他腰椎的横突更长,这增加了它们在肌肉收缩和运动中的杠杆作用,同时也使它们更容易受到损伤。②肌肉、筋膜附着点:第三腰椎横突是腰大肌和腰方肌的起点,这些肌肉在腰部运动和支持中起着重要作用,同时腹横肌和背阔肌的深部筋膜也附着在第三腰椎横突上,这些筋膜对于腰部的稳定性和运动至关重要。③神经分布:第三腰椎横突附近有臀上皮神经经过,该神经起源于腰 1~3 脊神经后支的外侧支,并分布于臀部及大腿后侧皮肤。活动中心:第三腰椎位于腰椎的中点,是腰椎活动度较大的中心,因此在运动和劳动中受到的应力较大。④力学负荷:由于其解剖位置,第三腰椎横突承受较大的力学负荷,特别是在腰部扭转和侧屈时,第三腰椎横突的解剖特点使其成为腰部肌肉收缩运动的重要支点,同时也是肌肉筋膜附着处容易发生损伤的部位。⑤滑囊存在:在第三腰椎横突的骨突表面可能存在滑囊,这些滑囊在慢性劳损或急性损伤时可能发炎,导致疼痛。

(四)罐法治疗

1.方案一

(1)选穴:阿是穴(压痛点)。

(2)操作方法:选择的进针位置先行针刀治疗,定位为:髂嵴最高点连线上 2 cm 处,距离身体中线 3 cm(大约是腰 4 横突的水平位置),再向上移动两个横指的距离即为腰 3 横突的位置。操作时,用双手握住针刀,左手稳定针身,右手快速将针刀推入皮肤。进入皮下后,右手控制针柄,保持刀口和针体的方向,通过摆动来分离组织,寻找到骨面和腰 3 横突的尖端。在腰背筋膜的深层进行 2~3 次切割,完成组织剥离和松解后迅速拔出针刀。针刀治疗结束后,使用消毒钳夹住蘸有酒精的棉球并点燃,利用火焰的热量排出火罐内的空气,形成负压,然后将火罐吸附在皮肤上的进针点为中心的区域,保持3 min。拔除火罐后,用无菌纱布擦去血迹,并用创可贴进行敷贴。

2. 方案二

(1)选穴:双侧腰 3 横突处及腰眼穴。

(2)操作方法:患者需采取俯卧姿势,通过按压来确定第三腰椎横突尖端的压痛点。找到最明显的压痛点后,将此点沿后正中线方向平移大约 1 cm 作为第一个进针点,确保针尖能够到达腰 3 横突的尖端;围绕第一进针点,分别在上下左右大约 0.5 cm 处斜向刺入 1 针,共计 4 针,每针的针尖都应达到腰 3 横突的位置。在进行捻转提插手法后留针,如果患者双侧腰 3 横突都有痛感,则双侧都采用上述穴位。此外,还需取双侧的肾俞穴、气海俞穴、大肠俞穴、腰眼穴和秩边穴,这些穴位都采用直刺的方式进针。肾俞穴的针刺深度约为 2 cm,其他穴位的针刺深度约为 4 cm。在经过电针和艾灸治疗之后,接着在两侧腰 3 横突处及两侧腰眼穴进行拔罐治疗,强度以患者能够承受为宜,拔罐时间约为 10 min。

3. 方案三

(1)选穴:腰眼、阿是穴(图 2-7)。

(2)操作方法:使用罐疗仪时,大负压罐一般使用时间为 5~10 min,小负压罐一般使用时间为 10~15 min,每天 1 次,2 周为 1 疗程。

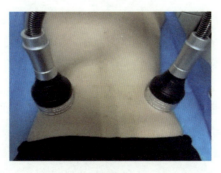

腰眼

图 2-7　第三腰椎横突综合征部分选穴

(五)注意事项

1. **注意休息**　治疗后应注意休息,避免久坐、久立、长时间弯腰工作,减少腰部的旋转活动,并防风寒。

2. **综合治疗**　针刀治疗与拔罐疗法可以联合使用,以提高疗效。拔罐可以作为针刀治疗的辅助疗法,有助于改善局部血液循环,减轻疼痛。

3. **护理配合**　实施针刀配合拔罐疗法时,采取针对性护理,有利于改善疗效,减轻疼痛,提高患者的满意度。

4. 药物治疗　对于大便干燥者,应配服泻药,以防腹压过大或活动牵拉造成治疗部位撕裂损伤而使症状加重。

5. 腰肌锻炼　患者愈后,应加强腰肌锻炼,如后退走、俯卧飞燕式练习,使腰肌丰满有力。但也应避免过度、过久的腰部活动,以免再次损伤。

6. 避免过度活动　治疗后,患者应避免过度活动,特别是避免重复造成损伤的动作,以促进恢复。

六、强直性脊柱炎

(一)疾病概念

强直性脊柱炎属于慢性多发性关节炎的一种,其特点是炎症起始于骶髂关节,然后向上扩展至脊柱关节,最终可能导致脊柱的骨性强直。这种病症主要影响身体的躯干关节,也可能影响髋关节等靠近躯干的关节,但很少影响四肢的小关节。与类风湿关节炎相比,两者在发病年龄、性别倾向、受影响部位以及治疗反应等方面存在差异。类风湿因子和 HLA-B27 抗原的存在证实了它们是两种不同的疾病。目前,强直性脊柱炎被认为是一种结缔组织血清阴性疾病,而不是类风湿关节炎的一种类型。其发病率低于类风湿关节炎,好发于年轻男性,男女比例大约为 10：1,好发年龄在 15~30 岁,尤其是 16~25 岁。

在中医理论中,强直性脊柱炎通常被归类为"大偻",主要影响腰骶部和颈项部的筋骨关节。肝主筋,肾主骨,肝肾的精气对筋骨的健康至关重要,如果肝肾亏虚,气血不足,筋骨失去滋养,可能导致腰骶关节的萎缩、变性和骨质增生。因此,中医认为肝肾亏虚是导致强直性脊柱炎的根本原因。《素问·生气通天论篇》曰:"阳气者,精则养神,柔则养筋,开阖不得,寒气从之,乃生大偻";《诸病源候论·背偻候》云:"肝主筋而藏血,血为阴,气为阳;阳气精则养神,柔则养筋,阴阳合同,则血气调适,共相荣养也,邪不能伤;若虚则受风,风寒搏于脊膂之筋,冷则挛急,故令背偻",可见阳气不足也是本病重要原因之一。

西医对强直性脊柱炎的病因尚不完全清楚,但研究认为可能与遗传因素、感染因素和其他多种因素有关。病理上,强直性脊柱炎的病变通常从骶髂关节开始,逐渐扩展至脊柱的其他部位,也可能影响肩关节、髋关节等。与类风湿关节炎不同,强直性脊柱炎的滑膜增生较轻,但关节囊和韧带的骨化较为严重,可能导致关节的纤维性和骨性强直。此外,强直性脊柱炎也可能影响心脏和肾脏,但这种情况较为罕见。

总之,强直性脊柱炎是一种主要影响躯干关节的慢性炎症性疾病,其病因可能涉及遗传和环境因素,病理特征为滑膜增生和关节骨化,可能导致关节强直和功能受限。

(二)疾病诊断

1. 病史　强直性脊柱炎通常以缓慢的起始症状为特征,大约80%的患者首先经历腰部、臀部或髋部的间歇性疼痛和活动受限,这些症状在阴雨天或疲劳后加剧,而在休息或温暖环境下缓解。疼痛可能因腰部扭伤、撞击、咳嗽或打喷嚏而加剧,通常在几天内缓解或消失。随着病情发展,疼痛和僵硬成为持续性的,性质可能转变为深层钝痛或刺痛,并伴有明显的疲劳感,严重时可能在夜间痛醒。

2. 诊要

(1)症状:①一些患者可能会经历坐骨神经痛,这是由于骶髂关节疼痛沿神经放射所致。通常在发病数年后,疼痛和脊柱活动受限才会扩展到胸部和颈椎。②少数女性可能首先在颈椎感到疼痛,然后症状向下发展,可能伴有胸痛和呼吸动度减少,严重时呼吸动度可能完全消失。③胸椎和肋椎关节的病变可能刺激肋间神经,引起肋间神经痛,如果发生在左侧,有时会被误诊为心绞痛。为了缓解疼痛,患者倾向于在站立或躺卧时采取脊柱前屈的姿势,长期以来可能导致驼背。驼背在早期可能是可逆的,但随着脊柱周围结构的骨化,即使平卧时也不能改善。④大约15%的年轻患者可能首先在膝部或踝部感到肿痛,这可能与类风湿关节炎相混淆。一些患者早期可能在肌腱附着点,如股骨大转子、坐骨结节、跟骨结节和耻骨联合等处感到疼痛、压痛或肿胀。⑤大约20%的患者可能急性发病,伴有发热和明显的全身症状,可能同时影响脊柱、骶髂关节、肩关节、髋关节、膝关节和踝关节。在病情严重的晚期,脊柱和髋关节、膝关节可能在畸形位置强直,导致患者长期卧床,如果勉强行走,可能需要借助拐杖或板凳。如果强直发生在功能位置,患者可能仍能直立,并利用身体转动和踝关节活动来缓慢行走。⑥大约20%的患者可能会经历复发性虹膜炎,导致眼痛和视力减退。

(2)体格检查:常见脊柱僵硬和姿势异常,如腰部前凸减少或消失、腰椎后伸受限。晚期可能发展为腰椎反弓,脊柱各方向活动受限。胸廓呼吸运动减少也是一个常见体征,胸部周径扩张度少于3 cm表示扩张受限。骶髂关节检查可能呈现多项阳性体征,如骨盆分离试验、骨盆挤压试验、骶骨下压试验和床边试验引起的疼痛。受累的周围关节可能在早期出现肿胀、积液和局部皮肤发热,晚期可能出现各种畸形。肌腱附着点的病变也可能出现症状和体征,尤其是跟骨结节,因为位置表浅,症状和体征更易被注意到。

(3)辅助检查:①血液检查,HLA-B27抗原检测是强直性脊柱炎的诊断标志之一,阳性结果并不能确诊,但具有重要参考价值。血沉(ESR)和C反应蛋白(CRP)这两项炎症指标可以帮助评估病情的活动程度。②X线检查,尽管早期X线检查可能未能显示出明显变化,但它可以帮助排除其他可能导致类似症状的病因。③磁共振成像(MRI),当X线检查不能提供足够信息时,MRI通过高分辨率图像,可以更早期地识别脊柱和骶髂关节的炎症变化,帮助确诊和病情评估。④计算机体层扫描(CT),CT扫描能提供身体细部的横截面图像,有助于发现骨损伤和关节病变,尤其是在疑似并发症时使用。⑤拓展血液检查项目,强直性脊柱炎属于"血清阴性脊柱关节病",类风湿因子(RF)和抗环瓜氨酸肽抗体(anti-CCP)这些标志往往为阴性,帮助排除其他风湿性疾病。⑥血清电解质和肾功能检查,对于接受药物治疗的患者,可监测药物对肾功能的影响。⑦骨密度检测,晚期强直性脊柱炎患者可能面临骨质疏松风险,骨密度检测可以评估骨健康,防止骨折风险。⑧眼科检查,由于强直性脊柱炎常与葡萄膜炎相关,定期的眼科检查(包括眼底检查)对于预防视力损伤十分重要。⑨心电图和心脏超声,有些患者可能会出现心血管问题,如主动脉炎和心肌炎,心脏检查能帮助早期发现和预防这些并发症。⑩骨骼及关节超声,超声能通过检查肌肉、肌腱、韧带的炎症和受损情况,补充其他影像学检查的不足。此外,对于有肠道症状的患者,如腹痛和消化问题,可能需要进行结肠镜检查,以排除或诊断克罗恩病和溃疡性结肠炎这类易与强直性脊柱炎并存的疾病。

(三)疾病解剖

强直性脊柱炎的特征性解剖变化主要影响脊柱和骨盆的关节结构。该病症一般从骶髂关节开始发病,并可能向上延伸至整个脊柱,影响脊柱的关节和周围软组织,最终可能引发脊柱的畸形和关节的僵硬。在疾病早期,强直性脊柱炎的病理标志是骶髂关节炎,随着病情发展,可能进一步导致脊柱骨质的增生和硬化,以及关节间隙的变窄,最终可能发展为骶髂关节的融合。这种病变往往是对称性发展的,脊柱的早期变化可能包括腰椎上部的椎体变方、边缘硬化、斑点状的韧带钙化,以及韧带骨赘的形成。在病情晚期,脊柱可能出现特征性的"竹节样"变化,这通常由韧带的骨质增生、韧带的广泛钙化以及骨质疏松所导致。此外,强直性脊柱炎也可能影响髋关节和膝关节等外周关节,而上肢关节的受累则较为少见。

(四)罐法治疗

1.方案一

(1)选穴:督脉、膀胱经。

(2)操作方法:沿督脉、膀胱经走罐,以温肾通督。

2.方案二

(1)选穴:腰部华佗夹脊穴。

(2)操作方法:首先进行华佗夹脊部位的拔罐治疗,目的是促进气血流通和经络的通畅。接着通过刺络放血的方法,来排除局部因邪气阻塞而引起的瘀血、痰湿或湿气。然后使用温针刺激华佗夹脊穴,以增强温热刺激的效果,实现驱散邪气、疏通经络和缓解疼痛的目的。随后通过温针刺激大椎、至阳、命门、腰阳关等穴位,旨在补充和调节肾阳和督脉的阳气。

3.方案三

(1)选穴:大椎、脊柱、腰骶部以及腘窝周围的浮络。

(2)操作方法:在上述穴位和部位周围寻找浮络(体表可见瘀滞怒张的浅表静脉),若不明显可先在上述部位走罐、刮痧,然后选取瘀滞明显的地方。选定后,先消毒,然后快速点刺不留针,每处刺1～3针,深约3～5 mm,明显处刺3针,深5～10 mm;刺后迅速拔罐,留置10～20 min,出血量保持在5～10 mL,结束后擦去瘀血,消毒并创可贴固定。

4.方案四

(1)选穴:腰阳关、大椎、阿是穴(图2-8)。

(2)操作方法:使用罐疗仪时,大负压罐一般使用时间为5～10 min,小负压罐一般使用时间为 10 ~ 15 min,每天 1 次,2 周为 1 疗程。

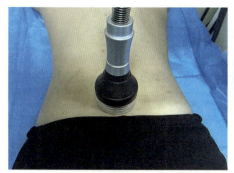
腰阳关

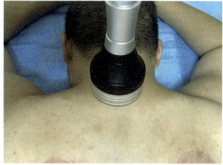
大椎

图 2-8　强直性脊柱炎部分选穴

(五)注意事项

1. 鼓励患者坚持治疗　强直性脊柱炎病程长,需要耐心坚持治疗。

2. 保持生理姿势　防止脊柱畸形和僵直,睡硬板床,取仰卧位,不垫枕头;站立或坐位时挺胸收腹;写字时桌子要高,椅子要矮,避免持续性疼痛的体力活动。

3. 避免立即洗澡　拔罐后避免立即洗澡,需要保暖、避风,防止寒邪侵袭。

4. 观察病情变化　拔罐治疗期间,应密切观察病情变化,如有不适,应及时就诊。

第三节　骶尾部疼痛

一、尾骨痛

(一)疾病概念

尾骨痛,也被称作尾痛症,中医属"痹症"范畴,是一种由多种因素引起的疾病,或因跌打损伤,或因长期气血不和,或因风寒湿邪外侵等,导致气血瘀滞,邪气闭阻气血,不得通行而为病,主要涉及尾骨区域的肌肉、筋膜、韧带等软组织疼痛。这种病症在女性中更为常见,据临床统计,男女患者的比例大约为 1∶5.3。

病因和病理机制涉及多个方面。①外伤:通常是因为外力直接冲击尾骨,造成肌肉挫伤、骨折或脱位,引发疼痛。②慢性劳损:由反复的轻微损伤累积而成,可能导致尾骨部位的关节囊或韧带持续拉伤。③感染:骨盆部位的感染可能引起肌肉炎症或反射性痉挛。④其他因素:如腰椎滑脱、腰椎间盘突出或肿瘤等,可能压迫神经结构造成疼痛,功能性神经症和下骶神经根蛛网膜炎等也可能引起尾骨痛。部分尾骨痛的原因可能仍然未知,但疼痛的发生机制通常是由于上述因素引起的局部炎症、出血或水肿,以及周围神经末梢受压,此外,妊娠期间激素变化、分娩等因素也可能使尾骨区域更易受损。

(二)疾病诊断

1.病史　有明显的外伤史,以尾骨区域疼痛为主。

2.诊要

(1)症状:①疼痛特点,疼痛的严重程度与患者的体位、坐姿和使用的座椅类型有关,站立或行走时,由于尾骨不受身体重量的压力,痛感通常较轻,坐在软椅上痛感较轻,而坐在硬椅上痛感则更为剧烈。从站立到坐下,或从坐下到站立的转换都可能使疼痛加剧,尤其是后者更为明显,为了避免尾骨受压,患者有时会选择只坐半边臀部。排便时,尾骨痛也可能加剧,特别是在便秘时痛感更为明显,有时患者还可能感到尾骨区域有蚁行感。②疼痛范围,尾骨痛通常局限于特定区域,但有时也可能影响到整个骶部、臀部上方、下腰部,甚至沿坐骨神经放射,容易被误诊为坐骨神经炎、盆腔疾病或腰痛,长期尾骨痛的患者有时可能发展为继发性神经症。

(2)体格检查:在进行体格检查时,外观通常没有异常发现,但大约85%的患者会在骶尾关节、尾骨尖或附着在尾骨两侧边缘的肌肉(如肛提肌、尾骨肌和臀大肌内侧肌束)处出现压痛和肌肉痉挛,进行肛门直肠检查时,可能发现骶尾关节活动异常,伴有敏感和压痛。

(3)辅助检查:X线检查通常不会显示出明显的异常,但可以帮助观察是否有骨折或脱位的情况。

(4)鉴别诊断:如果尾骨痛是由其他疾病引起的,应进行相应的检查,并注意排除任何器质性或感染性疾病的可能性。

(三)疾病解剖

骶尾关节的逐渐退化、变窄或硬化,尾骨形态异常,如锐角前弯,容易在排便时受到挤压或撞击,导致关节活动时疼痛;骨盆内的肌肉,例如肛提肌、尾骨肌、肛门括约肌等,如果持续收缩,可能会导致局部缺氧、痉挛和乳酸积累,从而加剧疼痛,形成恶性循环;此外,女性更容易患上尾骨痛的原因可能与她们的解剖结构有关,女性的骶骨较短且宽,尾骨更容易后移和突出,骨盆较宽,坐骨结节间距离较大,尾骨活动度较大,容易诱发疼痛。

(四)罐法治疗

1.方案一

(1)选穴:阿是穴、秩边、次髎、委中穴。

(2)操作方法:本病治疗主要以局部选穴、膀胱经及阿是穴为主,可在上述穴位行针刺治疗后拔罐。

2.方案二

(1)选穴:八髎穴。

(2)操作方法:对于因尾骨脱位而引起疼痛的患者,可采取以下方法治疗:患者躺在治疗床上,医者站在床的右侧,左手固定臀部,右手中指慢慢挑到尾骨,轻轻地向上勾推

3～5 次,每次 1 min,术毕,在骶骨八髎穴处拔罐,留罐 10 min。

（五）注意事项

拔罐适用于尾骨痛患者,特别是那些因轻微外伤和慢性劳损导致疼痛的患者。然而,对于皮肤有炎症、感染、溃疡或严重烧伤的人群,以及有严重心脑血管疾病、糖代谢异常或体循环动脉血压增高的患者,在没有专业医生指导的情况下不宜进行拔罐。

二、骶髂关节扭伤

（一）疾病概念

骶髂关节扭伤是由于外力作用导致该关节周围的韧带受到拉扯而造成的损伤,该病症更常见于从事重体力劳动的人群、中老年人以及孕妇,是导致下腰部疼痛的常见原因之一。其病因主要有以下几种:①扭转性的伤害是引起骶髂关节扭伤的主要因素,这可能发生在如搬重物时身体斜扭、下楼梯时踩空等情况下,在搬运或抬举重物时发生的斜向扭伤,或摔倒时身体的扭转,都可能使骶髂关节承受异常的旋转剪切力,超出其生理活动范围,导致扭伤。轻微的扭伤可能导致韧带拉伤,而严重的扭伤则可能导致关节错位或半脱位。②孕期妇女由于孕酮的分泌增多导致韧带变得松弛,使得韧带的稳定性降低,关节活动度增加,即使是轻微的外伤或分娩过程也可能导致关节损伤,加之体重的增加和身体重心的前移,也更容易发生此类损伤。③儿童由于骶髂关节面积较小且平滑,周围韧带较为松弛,因此更容易发生损伤。④中老年人可能因为身体虚弱、多病、肥胖等因素,使得骶髂关节承受更大的负担,加上腰骶部和骶髂关节的退行性变化或慢性劳损,更容易在受到扭转外力时发生损伤。

（二）疾病诊断

1. 病史　患者多有扭伤史。

2. 诊要

（1）症状:患者通常在骶髂关节的一侧感到疼痛,这种疼痛经常扩散到臀部和大腿外侧,有时甚至会延伸到小腿外侧,患者的躯干倾向于向疼痛一侧倾斜,受影响的腿可能无法承受体重或导致患者出现跛行,严重疼痛时患者可能需要用双手支撑椅子以缓解痛感。患者转身变得困难,且无法保持腰部的直立。

（2）体格检查:在进行体格检查时,可能发现腰椎出现侧弯,腰部肌肉紧张。在疼痛一侧的骶髂关节区域有明显的压痛,特别是在髂骨的后上棘和后下棘之间的区域以及骶髂部的叩击痛;如果存在骶髂关节半脱位,可能会观察到患侧的髂后上棘出现凹陷(前错位)或凸起(后错位),进行旋腰试验、"4"字试验、床边试验、骨盆挤压分离试验和俯卧提腿试验时,结果均为阳性。

（3）辅助检查:通过 X 线骨盆正位片检查,可以观察到骨盆的倾斜;如果存在半脱位,可以发现受伤一侧的髂骨发生移位,两侧关节间隙宽度不一致,关节面的排列出现混乱;通过 CT 检查可以明确诊断患侧关节面的微小前移或后移。

（三）疾病解剖

骶髂关节由骶骨和髂骨的耳状面组成，关节囊较短且薄，其结构通过多条韧带如髂腰韧带、骶髂前韧带、骶髂骨间韧带、骶髂后韧带、骶结节韧带和骶棘韧带等得到加强。作为一种微动关节，骶髂关节的活动性会随着年龄的增长而变化，年轻人的骶髂关节主要进行滑动运动，而老年人则可能更多地表现为腹侧倾斜或旋转性滑动。严重的扭伤可能导致骶髂关节的错位或半脱位。骶髂关节损伤根据损伤机制的不同，可以分为前移位和后移位两种类型。前移位（前错位）较为少见，通常发生在弯腰时，由于股四头肌的紧张导致髂骨向前拉，而骶骨向同侧旋后，两者的牵引力相反，导致髂骨向前移位。后移位（后错位）则更为常见，通常发生在髋关节屈曲、膝关节伸直时，由于腘绳肌的紧张向后方牵拉髂骨，而骶骨向对侧旋前，同样由于牵引力相反，导致髂骨向后移位。

（四）罐法治疗

（1）选穴：委中、腰阳关、阿是穴、环跳穴等穴位（图 2-9）。

（2）操作方法：使用罐疗仪时，先在上述穴位针刺，刺后拔罐，大负压罐一般使用时间为 5 ~ 10 min，小负压罐一般使用时间为 10 ~ 15 min，每天 1 次，2 周为 1 疗程。

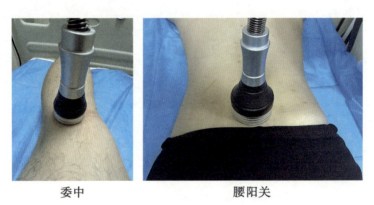

委中　　　　　　　　　　　　　腰阳关

图 2-9　骶髂关节扭伤部分选穴

（五）注意事项

1. 拔罐前的准备　在拔罐前，对应拔部位皮肤进行清洁或消毒。同时为避免交叉感染，罐具需要用酒精消毒并自然风干，也可用煮沸法消毒。

2. 拔罐后的护理　拔罐后 2 h 内禁止冲凉或喝冷饮，由于此时皮肤的毛孔正处于张开状态，所以很容易感冒。

3. 避免过度活动　在治疗期间，患者应避免剧烈运动和繁重劳动，减少对骶髂关节的压力和损伤。

第三章
上肢疼痛的罐法治疗

第一节　肩与上臂部疼痛

一、肩部扭挫伤

(一)疾病概念

肩部扭挫伤是指肩部因遭受击打、撞击、过度拉伸或扭曲等外力作用导致的肩关节囊、韧带、肌肉以及筋膜等组织的损伤。由于肩关节囊的松弛性、韧带的薄弱性,以及关节盂相对较浅的结构特点,肩部主要依赖其周边肌肉来维持稳定,故而扭伤、挫伤及跌倒等意外情况极易造成肩部扭挫伤。此病症可见于任何年龄段,且多发于肩部上方或外侧区域,其典型特征为闭合性损伤。治疗时应力求早期治愈,以防病情迁延,转变为慢性损伤。

(二)疾病诊断

1. 病史　有明显的外伤史。

2. 诊要

(1)症状:伤后肩部疼痛、肿胀逐渐加重,局部有钝性痛,肩关节活动受限。挫伤者皮下常出现青紫、瘀肿。轻度扭挫伤当时多不在意,休息之后开始出现症状,并且逐渐加重,1周内症状会有明显缓解。症状较重的患者伴有组织的部分纤维断裂或并发小的撕脱性骨折,症状可迁延数周。主要表现为压痛、活动痛及运动障碍。若肩部肿痛范围较大者,要查出肿痛的中心点,根据压痛最敏感的部位,判定受伤的准确部位。

(2)体格检查:临床应检查有无合并肌腱断裂。如冈上肌腱断裂,则冈上肌肌力消失,上臂无力外展,帮助患肢被动外展至60°以后,就能主动抬举上臂,应仔细检查鉴别。

(3)辅助检查:X线检查可明确是否合并肱骨外科颈嵌入性骨折、肱骨大结节撕脱性骨折、肩关节脱位及肩锁关节脱位等。

(三)疾病解剖

肩部位于上肢的近端,它由肱骨、肩胛骨、锁骨及其附属构造共同组成,内含五个关键关节:肩关节(特指盂肱关节,即肱骨头与肩胛骨关节盂构成的复合体)、胸锁关节、肩锁关节、肩胛胸壁间关节(描述肩胛骨与胸腔壁之间联结的术语)以及喙锁关节。提及肩关节时,我们常指的是盂肱关节这一具体部位。然而,肩部的全面运动能力,并非单一关节所能承担,而是依赖于肩锁关节、胸锁关节、肩胛胸壁间关节以及喙锁关节等多关节的协同作用,这五者共同构成了广义上的肩关节系统。

在生理常态下,肩部的运动特性展现为一种综合性的活动方式,它紧密连接着上肢与躯干,是二者间不可或缺的联络通道。肩关节,这一人体构造中活动范围最为广泛且灵活性最高的关节,在日常生活中,从基本的生活起居到丰富多样的体育活动,均占据着至关重要的地位。

肩关节的关节囊较为松弛,韧带结构相对薄弱,加之其关节盂形态浅小,这一系列特点赋予了肩关节极大的灵活性,但同时也导致了其相对的不稳定性。肩关节本身在骨性结构上缺乏足够的内在稳定机制,其稳定性主要依赖于周边肌肉群的协同作用来维系,这种结构在保障肩关节灵活性的同时,也确保了其必要的稳定性。

当肩关节周围肌肉受到损伤时,其正常活动功能势必会受到影响。维持肩部稳定性的肌肉主要有肩胛下肌、冈上肌、冈下肌、小圆肌、三角肌、胸大肌、背阔肌、肱二头肌等。在这些肌肉中,肩胛下肌、冈上肌、冈下肌以及小圆肌尤为关键,它们共同构成了被称为"肩袖"的重要结构。肩袖通过其扁宽且坚韧的腱膜紧密附着于关节囊外侧及肱骨外科颈部位,发挥着悬吊肱骨、稳固肱骨头以及辅助三角肌外展肩关节等多重功能。一旦肩袖发生损伤,肩关节的稳定性将受到破坏。

肩部的关节系统其运动机制极为复杂,各个关节在力学上彼此紧密相连,功能上相互协作,共同执行着外展、内收、内旋、外旋、前屈、后伸以及连续的环转运动等多样化动作。这种协作不仅体现在动作的完成上,更在于各关节在运动过程中贡献力量的差异,即根据运动类型的不同,每个关节所扮演的角色和所起的作用也会有所区别。因此,肩部在运动时,其各个关节构成了一个高度集成的统一体,彼此间存在着密切的相互作用与影响。在处理肩部损伤时,我们必须秉持整体观念。

通常,肩关节的损害多由间接暴力所诱发,导致肩关节过度牵拉、扭转,或是重物的直接撞击、摔倒时的肩部碰撞,抑或投掷物体用力、摆动力、冲压力及撞击力等作用,这些因素均可能引发不同类型的伤害。若外部撞击力源自肩关节的外侧方向,喙锁韧带往往首先受到影响,而在跌倒过程中,来自冠状面的侧向冲击力则易于损伤肩锁关节;而当上肢处于外展或已上举的状态时,冲击外力突然作用,易产生牵拉性损伤,严重情况下甚至可能造成肌腱部分或全部断裂。遭受了严重暴力损伤者还可能伴随着骨折或关节脱位等复杂情况。若扭挫伤未能得到恰当的治疗,病情可能迁延不愈,治疗不当而转变为慢性过程,进而诱发肩关节周围炎等。

(四)罐法治疗

1. 方案

(1)选穴:选取手阳明大肠经,手太阳小肠经上的部分穴位以及肩部附近穴位,如肩髃、肩贞、肩前、肩井、肩中俞、天宗、臂臑、阿是穴等(图3-1)。

(2)操作方法:使用罐疗仪时,患者坐位,根据扭伤的具体部位,选取大小适中的火罐,选取主穴 3～4 个,阿是穴 1～2 个,留罐 10～15 min,5 次为1 个疗程,疗程时间隔 3 d,治疗 2 个疗程。

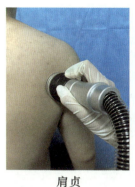
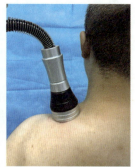

肩贞　　　　　　　　　　肩井

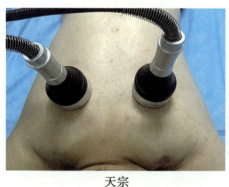
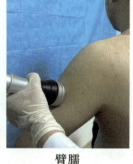

天宗　　　　　　　　　　臂臑

图 3-1　肩部扭挫伤部分选穴

2. 康复锻炼　对于损伤较轻或者恢复期患者,还可配合拔罐治疗进行主动练功活动,在此过程中,应强调以自主活动为主导,辅以适量的被动活动。这一康复策略的核心在于增强肌肉力量,恢复韧带、肌腱及关节周边组织的弹性与灵活性,有效预防组织粘连,进而全面恢复肩关节的各项功能。具体的运动练习包括肩关节的外展、内收、前屈、后伸、旋外、旋内和360°环旋等动作每次练习时长应控制在 5～10 min,并需反复进行以巩固效果。①耸肩练习:患者需进行肩部上提的耸肩动作,初期动作幅度宜小,速度宜慢,随后逐渐增大、加快。此练习在肩部悬吊固定期间即可开始尝试。②耸肩环绕运动:保持两臂侧平举,屈肘使手指轻轻触碰肩部,随后分别以顺时针和逆时针方向进行肩关节的环绕运动,有助于增强关节的灵活性和活动范围。③弯腰旋肩法:患者弯腰,让患肢自然下垂,首先进行简单的前后甩动,随后逐渐过渡到环转运动。在整个练习过程中,应确保活动范围由小到大逐渐增加,练习时间也应逐步延长,以促进关节的逐步康复。至于被动活动,则是在患者无法自主完成某些动作时,借助外力辅助进行肩关节的运动。这类活动同样需遵循循序渐进的原则,逐渐增加活动量,并始终保持在患者能够忍受的轻微疼痛范围内,以确保康复过程的安全与有效。

(五)注意事项

在肩部扭挫伤的初期阶段,若局部出现瘀肿症状,应采取冷敷措施而非热敷,从而减轻疼痛和抑制患部出血,促进局部组织的早期稳定与恢复。由于肩部急性筋伤易于迁延成慢性筋伤,因此在整个治疗过程中需尤为注重动静结合的原则。在早期阶段,为了控制伤势的发展,可采用颈腕关节吊带或三角巾进行悬吊固定,将患侧上肢置于屈肘90°、掌心向胸的体位,并保持这一固定状态7～10 d。然而,制动时间不宜过长,以免导致肩部肌肉萎缩、关节僵硬等不良反应。随着病情的稳定,应逐渐增加肩部的活动量,进行适度的功能锻炼,争取及早恢复功能,尽量预防转变为慢性筋伤。

二、肩峰下撞击综合征

(一)疾病概念

肩峰下撞击综合征,亦称肩峰撞击综合征或肩峰下疼痛弧综合征,是一种肩部慢性疼痛综合征。它发生在肩关节进行外展活动时,由于肩峰下间隙内的结构与喙肩弓之间反复发生摩擦与撞击所致,是肩关节最常见的疾病形式之一。多种因素可能导致肩峰下间隙变窄,在肩关节活动过程中,肱骨大结节与喙肩弓之间会发生反复的碰撞与摩擦,进而引发肩峰下滑囊的炎症,以及肩袖等组织的损伤、退变,甚至撕裂,最终会导致肩部疼痛以及活动受限等问题。在我国中老年人群中,肩峰下撞击综合征患者在原发性肩痛中所占比例为36.08%。而国外的流行病学调查则显示,在所有肩痛病例中,肩峰下撞击综合征的比例高达40%～70%。

(二)疾病诊断

1. 病史　多有长期肩关节疼痛史。

2. 诊要

(1)症状:主要症状包括疼痛和活动受限。疼痛通常位于肩峰前外侧,可以放射至三角肌止点区域。在肩前屈上举时加重,部分患者有夜间痛。由于疼痛,患肩主动运动受限,但被动运动往往正常。

(2)体格检查:①诊断试验中阳性率较高的有 Neer 征(Neer's sign)、疼痛弧征及肩峰前外缘压痛。前两项试验阳性说明肩峰下组织与喙肩弓存在撞击,并引起疼痛,对诊断有重要意义。肩峰前外缘压痛提示肩峰下滑囊炎。②肩峰下间隙封闭试验,为了鉴别疼痛是否源于肩峰下间隙,Neer 提出肩峰下间隙封闭试验,该试验对本病的诊断有重要意义。Neer 征较为敏感,疼痛弧征为特征性的体征,结合 Neer 征阳性可以做出临床诊断。

(3)辅助检查:①X 线,应常规拍摄肩关节正位、冈上肌出口位及腋轴位 X 线片。典型改变包括肩峰下表面硬化和骨赘形成、大结节硬化及囊性变等。通过冈上肌出口位可以评价肩峰的形状和厚度。Bigliani 将肩峰形状分为 3 型,Ⅰ型为平直形肩峰,Ⅱ型为弧型肩峰,Ⅲ型为钩状肩峰。Snyder 根据肩峰厚度将肩峰分为 3 型,Ⅰ型小于 8 mm,Ⅱ型8～12 mm,Ⅲ型大于 12 mm。腋轴位有时会发现肩峰骨骺未闭。②MRI 和 B 超检查可清楚显示肩周软组织,有利于明确肩峰下撞击综合征的发生原因。③关节镜检查是肩峰下撞击综合征诊断的"金标准",通过其能直观地观察到肩峰撞击的原因(如明确肌腱断裂的范围、大小和形态),对冈上肌腱关节面侧的部分断裂和肱二头肌长头肌腱炎也有诊断价值,还能观察滑囊病变、冈上肌腱滑囊面的断裂和周围骨赘的形态,并在检查的同时解决问题。不过,因其为有创检查,不用作首选检查方法。

Nikolaus 等学者提出,满足以下 5 项标准中的 3 项,可以诊断肩峰下撞击综合征:①肩峰前外缘压痛。②上肢外展时痛弧征阳性。③与被动活动相比,肩关节主动活动时疼痛明显。④Neer 撞击试验阳性。⑤肩峰骨赘,肩袖部分撕裂或全层撕裂。

(三)疾病解剖

肩峰下结构是由肩胛骨肩峰、喙突、喙肩韧带及肱骨头共同组成的一个骨性纤维通道,冈上肌肌腱穿过此通道并附着于肱骨头大结节处。冈上肌的作用是外展肩关节,而在肩部外展上举过程中,由于肱骨头上移会造成上述通道的狭窄,从而对冈上肌肌腱形成撞击。而当肩关节内旋时,肱骨大结节前移,同样会造成上述通道的狭窄,从而对冈上肌肌腱形成撞击。肩关节的相关运动解剖概念——肩胛肱骨节律。肩关节的运动是四个关节的联动:肩关节(盂肱关节)、肩胛胸壁关节、肩锁关节和胸锁关节。肩胛肱骨节律主要是指在肩部外展上举过程中,最初的 30°只是盂肱关节单独运动,外展超过 30°后,肱骨和肩胛骨则按照运动角度大约 2∶1 的比例同时运动。当背部肌群劳损,肩胛胸壁关节运动角度受限,此时肩部外展上举,会造成盂肱关节过度外展,从而形成肩峰下撞击,挤压冈上肌肌腱。综上所述,肩关节外展上举、内旋时容易造成肩峰下撞击,损伤冈上肌肌腱,而肩胛胸壁关节运动不足时,同样会造成肩关节过度代偿外展,造成肩峰下撞击。

(四)罐法治疗

1. 常见疗法

(1)温针灸治疗的方法,选取患侧肩贞、肩髎、肩髃、臂臑等穴位,结果显示温针灸可起到散寒通络、祛邪外出的效果,治疗肩峰下撞击综合征引发的肩关节疼痛及活动障碍的效果优于西药治疗。

(2)陈顺喜等通过温针灸治疗联合肩胛骨贴扎治疗肩峰下撞击综合征,选取肩髎、肩髃、肩前、肩贞、臑俞、天宗、秉风、肩井穴位,结果显示温针灸可以明显缓解肩关节疼痛,增加肩关节活动度,配合肩胛骨贴扎改善肩胛骨运动的协调性,可以有效治疗肩峰下撞击综合征。

(3)李孔正通过对比内热针(选取穴位:"齐秉风""围天宗""靳肩三针")与温针灸(选取穴位:秉风、天宗、肩贞、肩髃、肩髎、肩前)治疗肩峰下撞击综合征患者的效果,发现内热针比传统温针灸更加安全可靠,温通镇痛效力更优。

(4)王敦建等通过对比电针与曲安奈德封闭治疗肩峰下撞击综合征,结果显示电针肩周八穴(选取穴位:肩髃、臂臑、肩髎、肩井、肩贞、天宗、喙肩中、肩前)在改善患者肩关节活动障碍、增强肩关节稳定、缓解局部疼痛方面优于曲安奈德封闭疗法,且无毒副作用。

2.罐疗仪的使用

(1)选穴:选取手阳明大肠经、手太阳小肠经、手少阳三焦经的部分穴位以及肩部附近穴位,如臂臑、肩髃、肩髎、肩贞、天宗、肩井穴等(图3-2)。

(2)操作方法:患者坐位,根据患者疼痛的具体位置,选取大小适中的罐,选取臂臑、肩髃、肩髎、肩贞、天宗,肩井等穴位,每日1次,每次留罐10~15 min。

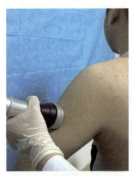
臂臑

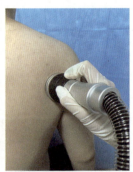
肩贞

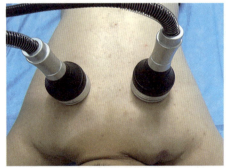
天宗

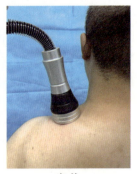
肩井

图3-2 肩峰下撞击综合征部分选穴

3.康复锻炼 除了传统的治疗方法外,结合特定的练功活动进行自我康复也是一种有效的方法。以下介绍两种针对肩周炎患者的自我康复练习。

(1)倚墙天使练习:这一练习的核心目标是恢复正常的肩肱节律,强化肩胛骨的上回旋功能,并减少在肩关节外展时盂肱关节的代偿作用,从而有效减轻肩峰下的压力。从而有效减轻肩峰下的压力。肩胛的上回旋动作依赖于斜方肌和前锯肌的协同收缩。通过倚墙天使练习,可以显著增强斜方肌的肌力,并同时拉伸胸小肌、菱形肌和肩胛提肌,从而改善肩胛骨上回旋功能。

具体练习步骤如下:①背部紧贴墙壁站立,确保腰背部与墙面紧密接触,双脚与墙面保持约10 cm的距离。随后,屈肘并将肩关节外展,确保肩、肘、前臂均紧贴墙面。②在保持上述姿势的基础上,双上肢靠墙面缓缓向上伸直,同时双膝下蹲,腰部和背部始终紧贴墙面。维持此姿势进行 2～3 次深呼吸,然后缓慢回到起始位置。此练习建议每组进行 10 次,每日重复 2～3 组。

(2)肩关节内、外旋肌力练习:此练习旨在增强肩关节外展时,相关肌肉对肱骨头的下拉力量,以减轻肩峰下的压力

具体练习步骤简述如下:利用弹力带进行内外旋的牵拉练习,确保动作准确到位。每组练习建议重复 10～15 次,每日进行 3 组。

正确的康复练习对于改善肩峰下撞击综合征的症状具有显著效果。然而,若症状表现明显或持续加重,建议及时就医,以便获得专业的诊断与治疗建议。在康复过程中,患者应保持耐心与积极配合,遵循医生或康复师的指导,以确保康复效果的最大化。

(五)注意事项

针对肩关节疾病患者群体,首要任务是清晰界定肩关节所受损伤或炎症的具体部位及其严重程度。随后,应采取积极的治疗策略,这包括但不限于有效的药物治疗、物理疗法以及功能恢复性训练,以促进肩关节的康复进程。对于面临巨大肩袖撕裂或经历了为期四周保守治疗后,症状依然未见显著改善,并伴随有肩关节活动范围受限的患者,临床上往往推荐采纳手术治疗方案,以期获得更佳的治疗效果。然而,即便实施了手术治疗,后续的康复阶段亦不容忽视,它需要遵循积极且系统化的康复治疗原则,确保患者能够全面、顺利地恢复肩关节的功能与活动能力。

三、肩关节周围炎

(一)疾病概念

肩关节周围炎,简称"肩周炎",是一种筋伤疾病,主要由肩关节周围软组织病变引起,以肩关节疼痛和活动功能障碍为主要症状。如因睡眠时肩部受凉而引发的被称为"漏肩风"或"露肩风";因肩部活动明显受限,如同冻结一般,而被称为"冻结肩";又因本病在 50 岁左右患者中较为常见,故又称"五十肩";此外还有"肩凝风"和"肩凝症"等名称。其病理特征表现为关节囊与周围组织的广泛粘连,因此也被称为"粘连性肩关节囊炎"。本病的发病率在女性中高于男性,且多为慢性发病过程。

(二)疾病诊断

1.病史 该病症多见于中老年人群,多数患者发病缓慢,病程隐匿,少数患者有外伤史。主要症状表现为肩周疼痛,肩关节活动受限或僵硬。发病初期,疼痛较为轻微,但随后会逐渐加重。

2.诊要

(1)症状:疼痛主要集中在肩关节的前部和外侧部,多为酸痛、钝痛或剧烈的刀割样痛,尤其在夜间更为严重,影响睡眠。疼痛还可能放射至同侧的颈背部、肘部或手部,且症状会因肩臂活动而加剧,导致患者无法完成如梳头、穿衣、洗脸、叉腰等日常动作。

（2）体格检查：肩关节在各方向上的运动都会受限，但以外展、外旋、后伸的障碍最为显著，严重者会出现典型的"耸肩"现象。肩部检查多无明显肿胀，但可能出现肌肉痉挛，病程较长者可见肩臂肌肉萎缩，尤其是三角肌萎缩明显。压痛部位多见于肩峰下滑囊、结节间沟、喙突、大结节等处，也常见广泛性压痛而无局限性压痛点。肩外展试验呈阳性，即当一手触摸患侧肩胛下角，另一手将患肩外展时，可感到肩胛骨随之向外上方转动，这表明肩关节已发生粘连。

（3）辅助检查：X线检查在大多数情况下无阳性发现，但对于肩部骨与关节疾病的鉴别诊断具有重要意义。有时X线检查显示骨质疏松、冈上肌腱钙化或大结节处有密度增高的阴影；肩关节MRI检查可以确定肩关节周围结构信号是否正常，是否存在炎症，可以作为确定病变部位和鉴别诊断的有效方法。

（4）鉴别诊断：本病应与肩部骨折、关节、软组织的损伤及由此而引起的肩关节活动受限的疾患相鉴别。此类疾病如果伴有明显外伤史，且可查到原发损伤疾患，恢复程度一般较差。本病还应与神经根型颈椎病相鉴别，神经根型颈椎病有肩臂放射痛，但肩部往往无明显压痛点，仅有颈部疼痛和活动障碍，肩部活动尚好。

本病属于自限性疾病，病程通常为数月，但也可能长达2年。根据病理过程和病情的不同，本病可分为急性疼痛期、粘连僵硬期和缓解恢复期3个阶段。

（1）急性疼痛期：主要临床表现为肩部疼痛逐渐加剧，肩关节活动受限。这是由于疼痛引发的肌肉痉挛以及韧带和关节囊的挛缩所致。但肩关节本身仍能保持相当范围的活动度。此阶段的病程约为1个月，但也可能延续2~3个月。若在此阶段积极治疗，病情可直接进入缓解恢复期。

（2）粘连僵硬期：此期患者肩部疼痛逐渐减轻，但由于肩周软组织的广泛粘连，肩关节的活动范围严重受限，无论是主动还是被动的肩内旋、外旋和外展活动度都全面下降，出现"肩胛联动症""耸肩"现象以及肩部肌肉的挛缩。此阶段的病程为3~6个月，之后方能进入缓解恢复期。

（3）缓解恢复期患者肩部疼痛基本消失，肩关节的挛缩和粘连逐渐消除，从而恢复正常功能。此阶段约需6个月的时间。

（三）疾病解剖

通常，肩周炎常常起因于创伤或是腱鞘炎、滑囊炎等，也可能由中风引起，较难确定起因。不过，任何可以引起胳膊或肩关节活动受限的原因都可能发展成为肩周炎。

肩周炎按形成原因分为原发性和继发性两种。肩关节是人体全身各关节中活动范围最大的关节之一。其关节囊较松弛，关节的稳定性大部分靠关节周围的肌肉、肌腱和韧带的力量来维持。由于肌腱本身的血液供应较差，而且随着年龄的增长而发生退行性改变，加之肩关节在生活中活动比较频繁，周围软组织经常受到来自各方面的摩擦挤压，故而易发生慢性劳损并逐渐形成原发性肩周炎。

继发性肩周炎是继发于其他疾病发生的肩关节周围炎。最常见的是继发于肩部或上肢急性创伤后的肩周炎。肩部创伤，包括肩部骨折，如锁骨骨折，肩胛骨骨折，肱骨近端骨折等;肩袖断裂,韧带断裂等均需要对肩关节进行较长时间的固定。上肢创伤,特别是肱骨骨折也需要对肩关节进行长时间的固定。肩关节长期的固定会造成肩关节囊粘连、挛缩而发生肩周炎。另外,颈椎病、腰背部疾病也可影响肩关节活动,导致继发性肩周炎。

(四)病因病机

本病病因尚不明确,但与组织退变、外伤或慢性劳损、风寒湿邪侵袭等因素有关。五旬之人,年老体弱,肝肾渐衰、气血虚亏、筋肉失于濡养、局部组织退变,常常是本病的发病基础。肩部外伤、慢性劳损、外感风寒湿邪或因伤肩部长期制动等,易致肩部筋脉不通,气血凝滞,或寒凝筋脉,肌肉痉挛,是诱发本病的常见因素。外伤劳损、风寒湿邪侵袭为其外因,气血虚弱、血不荣筋为其内因。西医学多认为与自身免疫异常有关,因50岁左右为更年期阶段,此阶段性激素水平急剧下降,神经、内分泌及免疫功能失调,致使肩袖及肱二头长头肌腱等磨损部位出现自身免疫反应,并逐渐导致弥漫性关节囊炎。

肩周炎的主要病理变化是肩关节囊及周围软组织发生范围较广的慢性无菌性炎症,引起软组织广泛性粘连,限制了肩关节活动。由于肩部肌腱、肌肉、关节囊、滑囊、韧带充血水肿,炎性细胞浸润,组织液渗出而形成瘢痕,造成肩周组织挛缩,肩关节滑囊、关节软骨间粘连。肩周软组织广泛性粘连进一步造成关节活动严重受限。

(五)罐法治疗

1. 方案一

(1)选穴:选取相应痛点。

(2)操作方法:患者暴露施术部位,选取坐位或侧卧位,常规碘伏消毒,根据弓弦力学原理,以肩胛骨、肱骨、锁骨为弓;以关节囊、肩锁韧带、喙肩韧带、喙锁韧带、盂肱韧带、喙肱韧带为弦。主要松解肌肉起止点和韧带,松解粘连和高张力处,恢复其动态力学平衡,主要在颈部和肩关节周围寻找结节、条索等压痛点,主要部位在喙突尖外1/3处、肱骨大结节、肱骨小结节、结节间沟、肩胛骨等处的肌肉起止点寻找异常反应点。针刃顺着肌腱、肌肉的走行对结节、条索、粘连进行切割、剥离,必要时做十字切割,针刺深度视具体情况而定。也可根据中医循经取穴对秉风、巨骨、肩髃、肩髎、肩贞、手三里等穴进行松解,起到活血通络的作用,出针后按压针孔以防出血。嘱患者治疗后忌口,3 d内不洗澡。配合相应痛点进行拔罐,留罐10 min,每日1次,共治疗15次。

2. 方案二

(1)选穴:以阿是穴为主。

(2)操作方法:①针刺。取穴:阿是穴、肩髃、肩髎、肩贞、肩井、肩前、天宗、阳陵泉、悬钟。刺法:俯卧位,穴位皮肤常规消毒,直刺10~30 mm,行小幅度提插捻转至得气,取平补平泻手法,留针30 min,每隔10 min行针1次。②刺络拔罐。取穴以阿是穴为主,刺血点每次取1~3个部位,可重复。操作:患者取俯卧位,取一枕头置于前胸部,以脉枕垫于额部,双手自然置于头两侧,充分暴露肩背部,刺血点常规消毒后,右手持一次性三棱针,快速点刺 2 ~ 3 针,深度为 0.5 ~ 1.0 cm,选取口径适合的火罐迅速将罐拔在刺血点上,放血量以自然出血停止为度,留罐 10 ~ 15 min 起罐,血罐起罐后用无菌干燥棉球擦拭,并常规消毒。③艾灸。艾灸取小艾炷直接灸法,于刺络拔罐后进行。于穴位皮肤涂少许石蜡油,将艾炷置于穴位皮肤上点燃,待患者感灼热疼痛难忍时,用镊子将艾炷取下,每穴灸 3 ~ 5 壮,以皮肤红晕为度。嘱患者行肩关节前屈、外展、内旋、外旋、后伸等动作,日行 2 ~ 3 次。避风寒,忌剧烈运动、提重物等。每周治疗 3 次,6 次为 1 个疗程,治疗 2 个疗程。

3. 方案三

(1)选穴:选取督脉、足太阳膀胱经、足少阳胆经、手少阳三焦经、手阳明大肠经、手太阳小肠经的部分穴位。

(2)操作方法:①针刺选择患者肩髃穴、肩髎穴、肩贞穴、肩前穴、列缺、合谷、外关、阳陵泉等穴位,并以平补平泻手法进行施针治疗,留针时间为每次 30 min。②火龙罐治疗方案:督脉(风府穴至筋缩穴,重点干预大椎穴、至阳穴、筋缩穴);双侧足太阳膀胱经(天柱穴至膈俞穴、魂门,重点干预膏肓穴、魂门穴);胆经(风池穴到肩井穴,重点干预肩井穴);三焦经(天髎穴到消泺穴,重点干预天髎穴、肩髎穴);大肠经(巨骨穴到臂臑穴,重点干预肩髃穴);小肠经(秉风穴到肩贞穴,重点干预天宗穴、臑俞穴)。

火龙罐操作流程与要点如下:①火龙罐专用艾炷全部点燃,运用一摸二测三观察法(一摸罐口有无破裂,二测罐口温度是否过高,三看艾炷燃烧升温是否均匀与正常)检查。②根据病情,协助患者取端坐位或俯卧位,体位以舒适、充分暴露施罐部位为原则,在施罐部位涂抹温阳祛湿油。③先用手掌小鱼际碰触皮肤后落罐,交替运用揉、拨、刮、熨、点等手法。操作时根据罐口温度及患者感受随时调整运罐速度,防止皮肤破损和烫伤,治疗以皮肤红润改变为度,每次 30 ~ 40 min。

4. 方案四

(1)选穴:肩井、外关、肩贞、臂臑穴等(图 3-3)。

(2)操作方法:使用罐疗仪时,大负压罐一般使用时间为 5 ~ 10 min,小负压罐一般使用时间为 10 ~ 15 min,每天 1 次,2 周为 1 疗程。

5. 康复锻炼

在肩周炎的综合治疗中,练功疗法是不可或缺的有效方法。建议患者尽早参与到上肢的多样化运动中来,如早期可做上肢外展、上举、内旋、外旋、前屈、后伸、环转等活动。这些活动对于缓解肩部僵硬、促进血液循环及恢复关节灵活性至关重要。此外,还可引入一些特殊锻炼项目,如"手指爬墙"与"手拉滑车",以进一步增强治疗效果。"手指爬墙"练习的具体实施方式是,让患者侧身站立,紧贴墙壁,于墙面上设定一个初始高度标记。随后,患者需用患侧手指轻轻触碰墙壁,并逐步向上移动,同时执行肩部的外展与上举动作。此练习建议每日进行 2 ~ 3 次,每次持续 5 ~ 6 min,并随着时间的推移,逐渐增加上肢的外展角度与上举高度,以逐步扩大肩关节的活动范围。而"手拉滑车"锻炼则是一种利用滑轮与绳索设计的辅助训练方法。在此练习中,患者需利用健康一侧的上肢向下牵拉挂绳的另一端,通过这种方式为患侧肩关节提供助力,促进其进行更为广泛的运动与锻炼。所有的锻炼活动都应遵循个体化的原则,根据患者的实际情况量力而行,避免过度运动造成损伤。同时,锻炼过程应循序渐进,持之以恒。

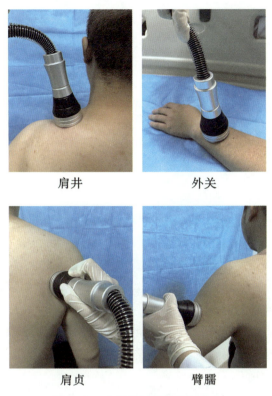

肩井　　　　　　外关

肩贞　　　　　　臂臑

图3-3　肩关节周围炎部分选穴

(六)注意事项

肩周炎虽具备自愈的可能性,但其自然恢复的过程往往较为漫长,可能跨越数月乃至两年之久。此间,患者需要面对病程冗长、疗效显现缓慢以及伴随的较大痛苦,且功能恢复可能不完全的问题。因此,应鼓励患者树立坚定的信心,积极投身于治疗之中,并加强自我练功活动,以此作为促进疗效、缩短康复周期、加速痊愈进程的重要辅助手段。

在日常生活中,患者应注意肩部的保暖措施,防范风寒湿邪的侵袭,同时坚持进行科学合理的运动,旨在增强肩关节周围肌肉与肌腱的力量与韧性,为康复奠定基础。在急性期,建议患者适当减少肩关节的活动量,避免过度承重,必要时可采取固定与镇痛措施,以缓解疼痛与不适。而进入慢性期后,则应将重点放在积极的肩关节练功锻炼上,通过持续不断的练习,逐步恢复关节功能。练功锻炼的过程需遵循循序渐进的原则,持之以恒方能见效。操之过急非但无益,反而可能对身体造成不必要的损害。因此,患者应在专业人士的指导下,根据自身实际情况,合理安排锻炼强度与频率,确保康复之路既有效又安全。

第二节　肘与前臂疼痛

一、肘部扭挫伤

（一）疾病概念

肘部扭挫伤是指肘部因遭受打击、碰撞、过度牵拉或扭曲等外力作用,而导致肘部关节囊、筋膜、韧带等组织的损伤。肘部界于上臂与前臂之间,是指通过肱骨内、外上髁间线的上下各二横指的环形线区域。肘部扭挫伤是一种常见的肘关节闭合性损伤,在青壮年及重体力劳动者中更为多发。

（二）疾病诊断

1.病史　有明显外伤史,伤后初期肘关节呈半屈曲位,功能活动受限。

2.诊要

（1）症状:局部出现弥漫性肿胀,肿胀常因关节内积液和鹰嘴窝脂肪垫炎,或肱桡关节后滑膜囊肿胀而逐渐加重,出现伸肘时鹰嘴窝消失。活动时疼痛加剧,有时出现青紫瘀斑。

（2）体格检查:局部有压痛,压痛点多在肘关节内后方和尺侧副韧带附着部。前臂旋后位伸直内收时肘外侧痛表示关节囊外侧或桡侧副韧带损伤,反之,肘内侧痛表示关节囊内侧或尺侧副韧带损伤。

（3）辅助检查:成人可采用X线检查即可确定有无骨折,儿童如合并有骨骺损伤时较难鉴别,可与健侧X线摄片进行对比,也可通过MRI检查明确诊断。

（4）鉴别诊断:①部分严重的肘关节扭挫伤,有可能是肘关节错缝或脱位后已自动复位,只有关节明显肿胀,而无错缝或脱位征,易误认为单纯扭伤。此时做关节被动活动时有"关节松动"的不稳定感,并引起肘部剧烈疼痛。②严重的肘部扭挫伤应与肘部骨折相鉴别,注意排除是否有撕脱性骨折等。③后期若肿胀消失,疼痛减轻,但肘关节伸屈功能不见好转,局部肌肉缺乏弹性,可通过X线检查确定是否合并骨化性肌炎。

（三）疾病解剖

肘关节是由肱骨的远端与尺骨、桡骨的近端构成的复合关节,它包括肱尺关节、肱桡关节以及桡尺近侧关节三大组成部分,这三者共同被包裹在一个关节囊之内。此关节囊的结构特性显著,其前、后壁显得轻薄且松弛,而两侧壁则相对厚实且紧绷,更有尺侧与桡侧的副韧带作为加固,以增强其稳定性。桡尺近侧关节借助环状韧带的稳固作用得以固定,尺骨与桡骨之间则通过骨间膜相连。

协同肘关节进行各种运动的肌肉可分为四大类:屈肌、伸肌、旋前肌以及旋后肌。屈肌主要由肱肌与肱二头肌构成;伸肌包括肱三头肌与肘肌;旋前肌为旋前圆肌;而旋后肌群则包括肱二头肌、旋后肌以及肱桡肌。腕部的伸肌与屈肌分别起源于肱骨的外上髁与内上髁。肘关节的主要运动形式是伸展与屈曲,活动范围在 0°~140°。前臂的旋转功能,这一复杂动作则是由尺桡近侧关节与尺桡远侧关节协同完成的。由于肘关节是日常劳作与体育活动使用较多的关节,因此发生筋伤的机会较多,需特别加以保护与注意。

肘关节扭挫伤多数情况下是由间接暴力引发的,诸如跌倒、从高处坠落、不慎滑倒,或是过度举重及频繁进行推拉等动作,均可能使肘关节处于极度外展或伸直的状态,从而导致扭伤的发生。肘关节的稳定性主要依赖于关节囊和韧带的紧密约束,其中侧副韧带更是起到了防止关节侧向移位的关键作用。因此,当肘关节遭遇扭伤时,很可能导致尺侧与桡侧的副韧带、关节囊本身,以及肘部周围的肌肉和筋膜组织发生撕裂性损伤。相比之下,直接暴力(如打击等)则可能直接造成肘部软组织的挫伤,虽然机制不同,但同样会导致局部组织的损伤。肘部扭挫伤后,由于脉络受损,气血凝滞,往往会出现疼痛、瘀肿以及功能障碍等一系列症状。

对于严重的肘部扭挫伤,若未能得到及时且恰当的治疗,情况往往会进一步恶化。原本局限于软组织内的血肿可能因治疗延误或方法不当而持续扩大,甚至与骨膜下的血肿相互连通,当血肿机化时,通过膜内化骨,以及钙盐沉积,会导致关节周围组织的钙化与骨化,亦即骨化性肌炎,这是肘部扭挫伤的严重并发症之一,这不仅会严重影响肘关节的活动度和功能,还可能给患者带来长期的疼痛与不适。

(四)罐法治疗

1.方案

(1)选穴:选取手阳明大肠经、手少阳三焦经及足少阳胆经的部分穴位,如曲池、手三里、外关、肩井、合谷穴等穴位(图 3-4)。

(2)操作方法:使用罐疗仪时,患者坐位,上肢屈曲,将上肢放于操作平台上,选取大小适中的火罐,选取曲池、手三里、外关、肩井、合谷等穴位,每日 1 次,每次留罐 10~15 min。

2.康复锻炼　在康复过程中,结合练功疗法是极为重要的一环。在康复初期,应多进行握拳运动,这一简单而有效的练习有助于促进血液循环,减轻肿胀,为后续的康复打下良好基础。随着肘部疼痛感的逐渐减轻,可以循序渐进地引入肘关节的自主屈伸功能锻炼。这一阶段的练习旨在通过主动的活动,帮助关节内部可能存在的粘连组织逐渐松解,从而逐步恢复肘关节的正常功能,使其活动范围与灵活性得以提升。练功疗法强调适度与渐进,避免过度训练带来的二次伤害,确保每一步的康复都在安全可控的范围内进行。同时,结合专业的指导与反馈,不断调整练习方案,以达到最佳的康复效果。

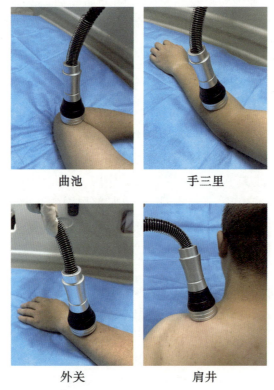

曲池 手三里

外关 肩井

图3-4　肘部扭挫伤部分选穴

（五）注意事项

在遭受肘部扭挫伤后,应及时冷敷处理,它能够有效减少局部出血,控制肿胀的扩散,为后续的治疗与康复创造有利条件。进入急性期,患者应严格对患肢实施制动,即限制其活动范围,以防止因不当移动而引发的二次损伤。在此期间,应避免采用重手法进行治疗,以免对受伤部位造成二次损伤。初期阶段,鼓励患者多进行握拳运动,能有效促进手部及前臂的血液循环,加速炎症物质的吸收与消散,同时也有助于预防手部肌肉的萎缩。随着病情的逐渐稳定,后期应逐步引入患肘的屈伸活动锻炼,这一步骤对于恢复肘关节的灵活性和活动范围至关重要。然而,在进行这些锻炼时,必须注意避免过度或粗暴的被动活动,以免加重关节负担,导致关节僵硬或诱发骨化性肌炎等并发症。

特别值得注意的是,长时间的固定活动和粗暴的被动活动都是应当极力避免的。长时间的固定会导致关节周围组织的粘连和萎缩,进而影响关节的正常功能;而粗暴的被动活动则可能直接损伤关节软骨和韧带,加剧病情。因此,在康复过程中,应采取科学合理的锻炼方法,以确保康复的顺利进行。

二、旋前圆肌综合征

(一)疾病概念

旋前圆肌综合征是一种由多重因素引起的神经卡压综合征,主要原因在于正中神经受到旋前圆肌的压迫,进而引发一系列不同程度的功能障碍。具体表现为前臂的疼痛感与不适感,手部的力量减弱,拇指与示指(食指)的感觉敏感度降低,以及其他相关的临床表征。此病症在男性患者中的出现频率高于女性,约占所有病例的75%,且更常见于那些前臂频繁进行高强度旋前动作的人群。

从中医方面来看,本病属“筋伤”范畴,自《黄帝内经》开始,就有了与筋相关的理论:“诸筋者,皆属于节”“久视伤血……久行伤筋”等;《诸病源候论》有明确论述,外伤可以导致“筋断”,从而出现“筋挛不得屈伸”的后果。

(二)疾病诊断

1.病史　外伤史或劳损史。

2.诊要

(1)症状:凡正中神经支配的手内在肌和前臂肌肉均感无力,痛觉障碍。

(2)体格检查:前臂掌侧上1/3处旋前圆肌及其周围压痛,变硬或明显肥大。该处蒂内尔征(Tinel sign)阳性,轻轻叩击或压迫神经损伤部位时有向该神经支配区放射的麻痛感,有时也能出现向近端的放射。抗前臂旋前和屈腕运动可使症状加重,当病变在指浅屈肌腱弓处时,抗中指指浅屈肌屈曲试验阳性(中指抗阻力屈曲诱发疼痛加剧或手部桡侧三个半手指麻木感加重)。

(3)辅助检查:X线检查排除前臂骨折。电生理检查显示前臂运动神经从旋前圆肌处开始传导速度下降,局部肌电图正常。

(4)鉴别诊断:根据上述症状和体征,旋前圆肌综合征诊断比较容易,但须与骨间前神经卡压综合征及腕管综合征相鉴别。骨间前神经卡压综合征是指正中神经在前臂的分支骨间前神经受到各种因素(主要是旋前圆肌和指浅屈肌腱弓压迫)卡压,典型临床表现为拇、示指末节屈曲运动受限,有时累及中指,Pinch-Grip征阳性,而无感觉障碍。所以,旋前圆肌既可压迫正中神经主干,也可压迫其分支骨间前神经。只要不混淆二者的概念,根据症状和体征不难鉴别。旋前圆肌综合征和腕管综合征临床表现相似,两者主要相同点为大鱼际肌肌力减退,桡侧3个半手指感觉障碍。不同点为旋前圆肌综合征无夜间麻醒史,腕部Tinel征阴性,腕部神经传导速度正常,掌皮支支配区感觉减退。旋前圆肌综合征除须与上述疾病鉴别以外,尚须与胸廓出口综合征、臂丛神经炎、神经根性颈椎病等鉴别。

(三)疾病解剖

正中神经在肘关节处走行于肱肌的表面、肱二头肌肌腱的腱膜下方和屈肌部分的起点处。在前臂的中上1/3处,正中神经向下在旋前圆肌的两个头之间走行,然后在屈肌和深肌之间穿过,至前臂中下 1/3 处浅出于前臂桡侧深筋膜的深层,而后进入腕管。故受到外伤或长期劳损时,均可造成旋前圆肌肥大,或腱性结构增厚压迫正中神经,即出现旋前圆肌综合征的临床症状。旋前圆肌浅头起自肱骨内上髁,深头起自尺骨冠状突起。腱弓在两头之间出现并且被正中神经支配。正中神经在前臂近端旋前圆肌深头肌纤维之上和浅头肌纤维之下穿出后,进入指浅屈肌两头间腱弓之中。正中神经在穿过旋前圆肌两起点之间的同时,还会发出骨间前神经,在前臂骨间膜的前方、拇长屈肌和指深屈肌之间下降,直到进入旋前方肌深面,发出肌支配拇长屈肌、指深屈肌桡侧半和旋前方肌。故根据以上解剖定位可知,当有强大外力撞击前臂掌侧,或者于握拳的时候,突然内旋前臂、屈曲肘关节,都很有可能会造成旋前圆肌浅头拉伤,发生水肿以及痉挛,使正中神经受到刺激。日常生活中,那些经常使用手指或前臂反复屈曲内旋工作的人也会因为反复屈曲指关节,从而使指浅屈肌不断地重复收缩肌腹,导致其痉挛或者出现肌肉的肥厚,诱发周围组织炎性水肿,刺激到正中神经。最终,异常的纤维束就在指浅屈肌腱弓、旋前圆肌之间形成了。于旋前圆肌两头之间,指浅屈肌起点的边缘处,腱性硬韧组织出现,局部瘢痕形成,局部肿物增大,均能压迫正中神经从而引发相应神经卡压症状。

(四)罐法治疗

1. 常见疗法

(1)电针配合手法治疗旋前圆肌综合征,选取阿是穴、内关穴、鱼际穴,针刺 30 min 后对阿是穴行手法弹拨,方向垂直于旋前圆肌,时间 1 ~ 2 min,2 d 治疗 1 次,5 次为 1 个疗程。

(2)手法联合针刺疗法治疗旋前圆肌综合征,手法治疗后,选取臂臑、手三里、曲池、曲泽、少海、孔最、列缺、阿是穴,进行针刺。

2. 拔罐疗法

(1)选穴:选取手阳明大肠经、手厥阴心包经、手少阳三焦经的部分穴位及前臂附近穴位,如外关、曲池、手三里、内关、合谷、阿是穴等穴位(图3-5)。

(2)操作方法:使用罐疗仪时,患者坐位,上肢屈曲,将上肢放于操作平台上,选取大小适中的火罐,选取曲池、手三里、内关、外关、合谷、阿是穴等穴位,每日 1 次,每次留罐 10 ~ 15 min。

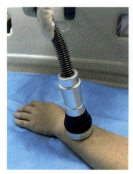
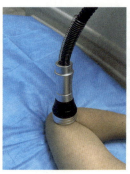
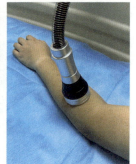

| 外关 | 曲池 | 手三里 |

图3-5 旋前圆肌综合征部分选穴

(五)注意事项

在治疗过程中,将患者上肢置于屈肘100°、前臂置于轻度旋前位,这样的体位安排有助于减轻对旋前圆肌及其相关神经的压力,特别是正中神经,从而缓解其卡压症状。患者在日常生活中应特别注意前臂的使用姿势,避免长时间保持不良姿势或进行重复性的损伤性动作。例如,避免长时间使用鼠标、键盘等办公设备时前臂过度旋前。在工作中应合理安排工作与休息时间,避免上肢过度劳累。在从事需要上肢力量的活动时,如提重物、搬运等,应注意使用正确的姿势和力量分配,避免上肢参与重体力劳动和过度旋前动作。适度参与功能锻炼以及术后可以参加康复训练等,都可对旋前圆肌综合征的预防以及恢复起到积极的作用。在症状严重或经保守治疗无效者可行手术治疗,如正中神经松解术。

三、旋后肌综合征

(一)疾病概念

旋后肌综合征是指因桡神经深支(也被称为骨间背侧神经)在进入旋后肌部位受到卡压所致,其主要症状包括部分由该神经支配的肌肉肌力减弱及麻痹等症候群。该病症也被称作前臂背侧骨间神经卡压征、旋后肌腱弓卡压综合征等。旋后肌的起点位于肱骨外上髁和尺骨外侧缘上部,肌束向外下方延伸,最终止于桡骨前面的上1/3位置。其肌束分为浅、深两层,深层近侧缘为腱性组织,呈弓状结构,被称为旋后肌腱弓。旋后肌的主要功能是使前臂进行旋后动作。桡神经在肱骨的中下1/3段紧贴肱骨走行,大约在肘关节上方3 cm的位置分为深、浅两支。浅支主要为感觉纤维,分布于前臂远端的桡侧及桡背侧,但同时也包含有运动纤维,如常有分支发出支配桡侧腕短伸肌。深支即为背侧骨间神经,它穿行于旋后肌的深、浅两层之间,主要负责支配前臂伸肌群的运动。由该神经支配的肌肉包括旋后肌、指总伸肌、小指固有伸肌、尺侧腕伸肌、拇长展肌、拇短伸肌、拇长伸肌以及示指固有伸肌等。此病症在临床上较为常见,好发于40~70岁的人群,且男性患者较多。

(二)疾病诊断

1.病史 此病症在临床上较为常见,好发于40~70岁的人群,且男性患者较多,有疼痛史。

2.诊要

(1)症状:前臂近端桡侧以休息痛为表现的疼痛,夜间尤甚,主要是夜间比较安静,休息时注意力更集中所致。

(2)体格检查:①旋后肌腱弓处压痛,若重压时可以加剧远端疼痛感,压痛在旋后肌体表投影部位或者沿桡神经深支走行区域分布,叩痛或Tinel征阳性,主要是神经受到压迫,外部压力作用时可以加重神经受压情况所致。②拇长伸肌、拇短伸肌、拇长展肌、示指伸肌肌力减弱或消失,不能将掌指关节主动伸直,主要是桡神经深支下位的骨间背神经分出数量较多的肌支支配相应部位的肌肉,当上位桡神经深支受压时,骨间背神经不能很好地接受并传递冲动信号,使得各部分肌肉出现相应症状所致。③腕部背屈并向桡侧倾斜的特殊姿势,虎口区感觉正常,主要是在桡神经干的位置往往分出桡侧腕长伸肌肌支和桡侧腕短伸肌肌支,因而不受桡神经深支影响,肌力不受影响,可以进行代偿,而尺侧腕伸肌受神经压迫影响,从而导致该特殊姿势;而虎口区感觉正常,主要因为虎口区为桡神经浅支支配区,桡神经浅支未受压迫,所以虎口感觉正常。④前臂桡侧肌肉出现萎缩、进行旋后抗阻力活动时可出现压痛,旋后肌综合征诱发加重试验阳性,主要是神经传导受影响,导致所支配的肌肉功能得不到锻炼,时间久了肌纤维不断萎缩,或者血液运行受阻,肌肉得不到足够能量维持自身所致。

(3)辅助检查:X线检查一般无异常表现,行上肢电生理检查时拇长伸肌和示指伸肌可以出现不同程度的纤颤电位以及神经传导速度减慢等表现,主要是由于神经受压,该组织出现水肿并且自身获取能量不足,从而导致传导冲动的电位出现异常。

(4)鉴别诊断:①排除其他神经肌肉疾病。②本病应与肱骨外上髁炎相鉴别,本病可有放射性疼痛症状,而肱骨外上髁炎无明显放射性疼痛。本病的压痛点是在桡骨小头前外方,而肱骨外上髁炎的压痛点主要在肱骨外上髁部。本病中指抗阻力伸直试验阳性,而肱骨外上髁炎则为阴性。肱骨外上髁炎无伸拇功能受限与各掌指关节功能障碍等。

(三)疾病解剖

1. Frohse弓(旋后肌入口呈弓形称为Frohse弓)的压迫　是最常见的原因,该结构组织较致密,弹性度差,在前臂反复旋前运动后,或者突然肌肉紧张使Frohse弓受牵拉,摩擦刺激压迫桡神经深支导致,多见于拧螺丝工人、锁匠、木工、乐队指挥、举重运动员、乒乓球运动员等职业。

2. 旋后肌下缘压迫　旋后肌下缘的结构与Frohse弓一样,也是分为腱性、膜性、肌性、混合性,其中大多数为腱性,由于其结构总体较致密,且在前臂改为旋后位时,肌纤维走行发生变化,会对该神经造成压迫。

3. 桡侧返动脉压迫　在旋后肌上部及表面有桡侧返动脉及其分支分布并且发现有的可以与桡神经深支发生部分交叉,压迫桡神经深支。

4. 纤维束带压迫　纤维束带在桡骨头前面横越过桡神经深支表面,其结构致密,容易压迫桡神经深支。

5. 桡侧腕短伸肌内侧缘压迫　当手臂处于曲肘且前臂旋前位置时,可以造成该结构位置发生改变从而造成桡神经深支的压迫。

6. 创伤导致直接或间接性压迫损伤　直接压迫最常见于骨折,尤其是孟氏骨折和桡骨头骨折,骨折可以直接造成桡神经深支的压迫损伤;间接压迫往往因为轻度外伤,导致组织水肿压迫,或者无菌性炎性渗出,或渗出物机化造成组织粘连或者瘢痕形成,间接压迫导致。

7. 炎症压迫　常见的有类风湿性关节炎,滑囊炎等。

8.肿物压迫　常见的有腱鞘囊肿、脂肪瘤、血管瘤、纤维瘤等,这些肿物组织对局部神经造成不同程度的压迫。

9.睡眠姿势不当压迫　往往由于头部枕于前臂,桡神经深支长时间压迫导致。

中医认为本病因外伤劳损,瘀滞肢节,经络受阻,掣引肢节,致麻木疼痛。

(四)罐法治疗

1.常见疗法

(1)针刺配合穴位注射治疗旋后肌综合征,选取曲池、手三里、外关、天井、阿是穴等穴位进行针刺,随后进行阿是穴穴位注射。

(2)针刺治疗旋后肌综合征,针刺手三里、上廉、下廉、合谷穴等穴。

(3)在进行罐法治疗时,可主要选取手阳明大肠经的部分穴位,选取曲池、手三里、外关、合谷、阿是穴等穴位。

2.拔罐疗法

(1)选穴:选取手阳明大肠经、手少阳三焦经的部分穴位及前臂附近穴位,如手三里、外关、曲池、合谷、阿是穴等穴位(图3-6)。

(2)操作方法:使用罐疗仪时,患者取坐位,上肢屈曲,将上肢放于操作平台上,选取大小适中的火罐,选取手三里、外关、曲池、合谷、阿是穴等穴位,每日1次,每次留罐10~15 min。

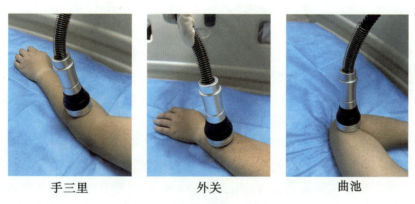

手三里　　　　　　外关　　　　　　曲池

图3-6　旋后肌综合征部分选穴

3.康复锻炼　配合练功活动,可促进疾病恢复。

(1)屈肘前后:先左马箭步,左臂屈肘上提,左手握拳停于眼前,右手握拳屈肘向后,停于髋关节后,眼看左拳心。换右弓箭步,左右同姿。可反复交替做20~30次。

(2)屈肘上下:患者站立,右手掌上举过头,掌心朝天,指尖向左,左手掌下按,掌心向下,指尖朝前。再左手移背后下按指尖朝后,右肘屈曲,手抱枕颈,头向后拾,手向下按,二力相争,背后五指翻转摸背。换左手掌上举过头,余姿相同。可反复交替做20~30次。

(五)注意事项

本病早期应避免肘和前臂过度劳累,症状严重者应患肢制动休息。保守治疗无效者,宜尽早进行手术治疗,使桡神经受压得到充分松解。若失治、误治,至晚期骨间背侧神经长期受压可造成神经的局部索轴变性,则预后较差。

四、肘管综合征

(一)疾病概念

肘管综合征是一种由肘部外伤、关节病变等多种因素导致的尺神经在肘管内受到压迫,进而引发一系列神经软组织受损的症候群。肘管是由肱骨内上髁、尺骨鹰嘴以及两者之间的弓状韧带共同围成的一个骨性纤维鞘管。该管的长度在 1.5~2.0 cm,其上端开口位于肱二头肌内侧头的下极,下端开口则位于尺侧腕屈肌的肱头和尺头中间。肘管的外侧紧贴肘关节囊、尺侧副韧带以及鹰嘴的内侧面,而内侧壁则是由连接肱骨内上髁与尺骨鹰嘴之间的纤维带构成,此纤维带也被称为弓状韧带或肘管支持带。肘管的前壁为肱骨内上髁。在肘管中,除了尺神经外,还有尺侧上下动静脉的吻合系统。本病是肘部最为常见的神经受压综合征。

(二)疾病诊断

1. 病史　肘管综合征的常见原因有外伤、创伤后肘外翻、肘关节长期的伸位压迫、反复性轻微外伤、关节炎及弓状韧带增厚等。

2. 诊要

(1)症状:患者肘关节内侧存在疼痛感,病程进展缓慢,初期表现为手指在进行精细动作时不够灵便,随后逐渐发展到无名指感觉迟钝并伴有疼痛,尤其在屈肘时疼痛会加剧。手掌内侧及小指出现感觉异常或麻木现象,多数患者表现为由尺神经支配的肌肉无力症状,具体为握物无力以及手指外展无力。

(2)体格检查:在肘管处有明显的压痛,且肘屈曲试验结果为阳性。通过肱骨内上髁后方尺神经沟处触诊尺神经,可发现触叩痛及异常感觉,当在肱骨内上髁的外侧触压尺神经时,触痛感可延伸至肘关节上方。在肘下 3~4 cm 处叩击尺神经表面时,无名指和小指会有冲击等异常感觉。病程进入晚期阶段,尺神经会发生麻痹,导致骨间肌和蚓状肌瘫痪。由于指总伸肌以及指屈深、浅肌的肌张力作用,患者的手掌指关节可能出现过伸现象,而指间关节则可能呈现屈曲状态,形成"爪形手"畸形。

(3)辅助检查:X线检查结果显示,部分患者存在肘外翻现象。进一步检查肌电图显示尺神经在肘部的传导速度减慢或存在完全性传导阻滞。

(三)疾病解剖

肘管综合征的常见原因有外伤、创伤后肘外翻、肘关节长期的伸位压迫、反复性轻微外伤、关节炎及弓状韧带增厚等。其发病机制主要是肘管狭窄,造成尺神经在肘管内受弓状韧带压迫所致,亦可因腱鞘囊肿和脂肪瘤等软组织肿块外在压迫所致。尺神经受压后可出现该神经支配区域的感觉和运动障碍。此外,由于弓状韧带撕裂或松弛而导致尺神经半脱位、尺神经沟过浅等引起的摩擦性神经炎,亦可出现类似肘管综合征的症状。

该病早期属于中医"痹证"的范畴,后期属于中医"痿证"的范畴。早期的病机多为风、寒、湿、热外邪侵袭及跌仆闪挫等导致营卫气血不通、经脉痹阻,气血运行不畅,不通则痛、不通则肿;后期病机则多为疾病日久经筋、肌肉失于濡养,致使手部痿弱无力,或因劳倦损伤导致气血亏虚,气虚则麻、血虚则木,日久手部痿软无力。来自外界的暴力损伤和疲劳损伤是该病发生的重要诱因,脾胃气虚、运化失常导致的气血生化乏源是其发病基础,本虚标实或虚实夹杂导致的经络瘀血闭阻是其主要病机。

(四)罐法治疗

1. 常见疗法

(1)针刺手阳明少阴经穴治疗轻中度肘管综合征,选取穴位:二间、三间、曲池、少府、神门、少海穴等穴位。

(2)针刺治疗肘管综合征,选取穴位:少府、神门、少海、三间、合谷、曲池、肩髃穴等穴位。

2. 拔罐疗法

(1)选穴:选取手阳明大肠经,手少阴心经的部分穴位,少海、神门、合谷、曲池、肩髃穴等穴位(图3-7)。

(2)操作方法:使用罐疗仪时,患者坐位,上肢屈曲,将上肢放于操作平台上,选取大小适中的火罐,选取少海、神门、合谷、曲池、肩髃穴等穴位,每日1次,每次留罐10~15 min。

(五)注意事项

(1)肘管综合征是一种进行性损害疾病,如不及时解除对尺神经的压迫,可发生手内在肌的永久麻痹,故应积极采取相应的措施进行治疗。保守治疗无

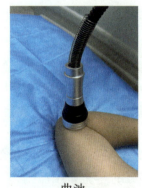

曲池

图3-7 肘管综合征部分选穴

效者应尽早采用手术治疗,以免延误病情。治疗前病程长短、病变程度与疗效有密切关系。一般来说,病程短、症状轻的患者经过治疗多能治愈。对于久病迁延不愈,并已出现"爪形手"的肌萎缩患者治疗效果欠佳。

(2)早期练功活动应多做握拳活动,促进患肢血液循环。若病程至晚期行手术治疗后,更应多做用力握拳活动,配合手滚圆球锻炼,以尽快恢复手指功能。

第三节 腕与手部疼痛

一、腕部扭挫伤

（一）疾病概念

腕部扭挫伤是手腕部位常见的外伤类型，它通常由两种主要的暴力形式引发：直接暴力和间接暴力，其中间接暴力更为常见。当人体失去平衡跌倒时，出于本能反应，人们往往会伸手去支撑身体，此时手掌或手背部首先着地。这种突然的冲击迫使腕部在短时间内经历过度的背伸、掌屈或旋转运动，远远超出了腕关节正常的活动范围。这种非自然的、急剧的关节运动会导致腕部周围的韧带、筋膜以及关节囊等软组织受到强烈的牵拉或扭转，进而引发扭伤甚至撕裂。

与间接暴力不同，直接暴力导致的腕部挫伤通常是由于外界物体直接打击或挤压手腕部位造成的。这种伤害可能来自撞击、挤压等外力作用，直接作用于腕部，导致局部软组织受损，包括皮肤、皮下组织、肌肉、肌腱、韧带以及关节囊等。直接暴力造成的挫伤往往伴随着更明显的疼痛、肿胀和可能的皮下淤血。

（二）疾病诊断

1. 病史 具有明确的外伤史。

2. 诊要

（1）症状：受伤后，患者会感到腕部疼痛并伴有肿胀，严重者局部可能出现瘀斑以及腕关节活动受限。

（2）体格检查：若桡骨茎突处感到疼痛和压痛，这多为桡侧副韧带损伤的表现；而尺骨茎突处的疼痛和压痛则多为尺侧副韧带损伤所致。当腕部进行掌屈动作时感到疼痛，提示腕背侧韧带损伤；相反，腕部背伸时感到疼痛，则多为腕掌侧韧带损伤的表现。若伤情严重，腕部在各个方向的活动都伴有疼痛和功能障碍，这可能是韧带肌腱的复合伤或同时伴有骨折及半脱位的情况。

（3）辅助检查：通过 X 线腕关节检查，可以排除无移位或移位不明显的腕部骨折。CT、MRI 腕关节检查则能发现隐匿性骨折、腕部韧带撕裂等，从而使诊断更加明确。

（4）鉴别诊断：腕部扭挫伤需要与无移位的桡骨远端骨折和腕舟骨骨折进行鉴别。无移位的桡骨远端骨折的肿胀通常不明显，且压痛局限在桡骨远端。腕舟骨骨折时，肿胀和压痛点则局限在阳溪穴部位。通过腕关节的 X 线或 MRI 检查，可以有效地进行鉴别诊断。

（三）疾病解剖

腕与手部是我们生活和工作中至关重要的运动器官。手是重要的运动和感觉器官,它既能完成有力的动作,也能完成精细的操作。腕部不仅是手和前臂的连接结构,同时也使手的运动更加灵活。然而,由于腕与手部的频繁活动,它们也容易发生筋伤等疾患。腕与手部的结构比较复杂,它们由桡尺骨远端、远近两排腕骨,5个掌骨以及14个指骨共同组成了多个关节。这些关节具体包括:由桡尺骨远端构成的桡尺远侧关节;由桡骨远端及三角纤维软骨与近排腕骨共同组成的桡腕关节;由两排腕骨之间构成的腕间关节;由远排腕骨与掌骨基底部构成的腕掌关节;由掌骨头与第1节指骨基底部构成的掌指关节;以及由各指骨之间构成的指间关节。这些关节之间通过关节囊、韧带、筋膜以及肌肉和肌腱等组织相互连接,但每个关节的连接组织结构都有其独特之处。

腕关节具有多种运动功能,包括掌屈、背伸、内收(尺偏)、外展(桡偏)和环转等;掌指关节则主要有屈、伸、收、展等运动功能;指间关节则主要负责屈、伸运动功能。掌指关节、指间关节和第1掌腕关节等则共同协作完成对掌运动功能。桡尺近侧关节还参与前臂的旋转运动,腕间关节作为微动关节,参与腕关节的运动。腕部扭挫伤是指由于暴力作用导致腕部关节囊、筋膜、韧带等组织发生的损伤。腕关节位于手与前臂之间,是由腕掌关节、腕间关节、桡腕关节和桡尺远侧关节共同构成的一个复合关节,具备传导应力以及屈伸、偏斜、旋转、回旋等多种功能。腕关节的构成包括掌骨基底、腕骨、桡尺骨远端、三角纤维软骨复合体、韧带以及关节囊等部分。前臂的肌腱和滑液鞘都经过腕部,二者并依靠特殊增厚的深筋膜与腕部的各个骨骼保持紧密的联系,这种解剖关系使得腕部能够适应大范围的运动和手部多种复杂的功能。然而,当外部力量超过腕部软组织的承受能力时,就可能发生腕部扭挫伤,进而影响腕部和手部的功能。

当人体跌倒且手部先着地时,腕关节是首个承受外力并向肢体近端传导的关节。因此,腕关节容易受到损伤。如果损伤后治疗不当,可能会导致腕骨间的关系发生改变,即所谓的腕关节不稳定。

(四)罐法治疗

1.常见疗法

通过电针加TDP照射治疗腕部伤筋,取穴:主穴取阳溪、阳池、阳谷、痛点;配穴取合谷、偏历、外关、养老、腕骨、劳宫穴等穴位。

2.拔罐疗法

(1)选穴:选取手三阳经的部分穴位及腕部周围穴位,如阳溪、阳池、阳谷、合谷、养老、外关、阿是穴等穴位(图3-8)。

(2)操作方法:使用罐疗仪时,患者坐位,将上肢放于操作台上,腕部悬空,选取大小适中的火罐,选取阳溪、阳池、阳谷、合谷、外关,养老、阿是穴等穴位,每日1次,每次留罐10~15 min。

配合练功活动,伤后24 h疼痛缓解,可做手指伸屈活动。3~5 d后疼痛减轻,可以用力做握拳及手指伸展活动。去除外固定后,进行腕关节屈伸及旋转活动。练功活动应以不加重腕部的疼痛为度。

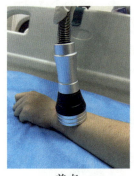 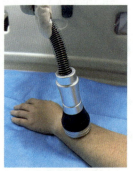

养老　　　　　　外关

图3-8　腕部扭挫伤部分选穴

(五)注意事项

在腕部扭挫伤发生的早期,应采取冷敷措施,禁止热敷,以免加剧症状。处于急性疼痛期时,首要任务是充分休息,严禁进行过度的手腕活动,以免加重损伤。若存在韧带撕裂的情况,则必须及时进行固定处理。随着腕部扭挫伤进入后期恢复阶段,常见的并发症是腕部韧带挛缩,这可能导致腕部关节及掌指关节的僵硬。为有效预防并改善这一情况,患者应积极主动地参与功能恢复锻炼,如揉转金属球、核桃等,以锻炼手腕的屈曲、伸展功能,以及桡侧、尺侧的偏斜与环转功能。

二、腕管综合征

(一)疾病概念

腕管综合征是一种由于手正中神经在腕管内受到压迫而引发的一系列症候群,其主要症状包括手指的麻木、疼痛以及乏力,是各类周围神经卡压导致的疾病中最常见的一种。据不完全统计,该病的发病率大约为276/10万,其中50%为中老年人,且女性居多。

(二)疾病诊断

1.病史　此病症在中年人中较为常见,且女性患者多于男性,通常表现为单侧发病,在临床上相对多见。

2.诊要

(1)症状:患者桡侧3个半手指麻木、刺痛或烧灼样痛、肿胀感。患手握力减弱,拇指外展、对掌无力,握物、端物时偶有突然失手的情况。夜间、晨起或劳累后症状加重,活动或甩手后症状可减轻。寒冷季节患指可有发冷、发绀等改变。

(2)体格检查:本病主要表现为正中神经受压后,引起腕以下正中神经支配区域内的感觉和运动功能障碍。病程长者大鱼际萎缩,患指感觉减退,出汗减少,皮肤干燥脱屑。屈腕试验阳性,即掌屈腕关节的同时压迫正中神经 1～2 min,患指麻木感加重,疼痛可放射至中指、食指。Tinel 征阳性,即用手指叩击腕横韧带处,沿正中神经分布区有如电击等异常感觉。

（3）辅助检查：X线腕关节检查，部分患者可提示有骨性腕管狭窄。腕关节MRI检查可以发现腕管占位病变。肌电图检查可以帮助确定诊断。

（4）鉴别诊断：本病应与颈椎病与颈椎间盘突出症、多发性神经炎等疾病相鉴别。①颈椎病与颈椎间盘突出症，由于神经根受压引起的麻木区不单在手指，前臂也有感觉减退区。运动、腱反射也出现某一神经根受压的变化，但屈腕试验与叩击试验为阴性。②多发性神经炎，常是双侧发病，不局限于正中神经，尺、桡神经也同时受累，呈手套状感觉麻木区。

（三）疾病解剖

腕管是一个由腕骨和腕横韧带共同构成的缺乏伸展性的骨性纤维管道。腕管具有4个壁：前壁为腕横韧带，后壁则由月骨、头状骨和掌骨近端及其表面的筋膜组织构成，桡侧壁由舟骨结节和大多角骨组成，而尺侧壁则由三角骨、豌豆骨和钩骨及其韧带构成。在腕管内，有指深、浅屈肌腱以及正中神经、拇长屈肌腱通过。由于腕管是一个缺乏伸展性的骨性纤维管道，管内通过的组织排列十分紧密，任何增加腕管内压的因素，都可使正中神经受到压迫而产生一系列症状。

1. 腕管容积减小 腕横韧带可因内分泌病变（肢端肥大症、黏液性水肿）或外伤后瘢痕形成而增厚，腕部骨折、脱位（桡骨远端骨折、腕骨骨折和月骨周围腕脱位等）可使腕管后壁或侧壁突向管腔，使腕管狭窄，压迫正中神经。

2. 腕管内容物增多 腕管内腱鞘囊肿、神经鞘膜瘤、脂肪瘤、外伤后血肿机化，以及滑囊炎、指屈肌肌腹过低、蚓状肌肌腹过高等，都将过多占据管腔内空间，而使腕管内各种结构相互挤压、摩擦，正中神经较为敏感，容易受压而产生症状。

部分患者虽然没有上述原因，但由于长期反复过度用力做腕背伸、掌屈动作，如木工、厨工等，腕管内压力反复出现急剧变化，在过度屈腕时腕管内压力明显上升，过度伸腕时腕管内压力比过度屈腕时更高。这种压力改变刺激正中神经，也会发生正中神经在腕管部的慢性损伤。

（四）罐法治疗

1. 常见疗法

（1）肘端针刺与腕端针刺对比治疗轻中度腕管综合征，腕端针刺组取穴：大陵、内关、阳溪、阳池、腕骨和养老等；肘端针刺组取穴：郄门、曲泽、尺泽、曲池、支正和小海等，显示肘端针刺组疗效优于腕端针刺组。

（2）选取手厥阴心包经劳宫、大陵、内关以及手太阴肺经的鱼际、合谷，然后选取足厥阴肝经之太冲、中封等穴，运用远道巨刺法对患者进行平补平泻，通过治疗后患者中指、拇指与腕感觉神经传导速度明显增快。

（3）运用电针针刺曲池、外关、合谷、大陵、内关、阳溪、八邪等穴位配合十宣放血治疗。

2. 拔罐疗法

（1）选穴：选取手厥阴心包经、手阳明大肠经、手少阳三焦经的部分穴位，如大陵、合谷、内关、外关、曲池、阳溪等穴位（图3-9）。

（2）操作方法：使用罐疗仪时，患者坐位，将上肢放于操作台上，腕部悬空，选取大小适中的火罐，选取大陵、合谷、内关、外关、曲池、阳溪等穴位，每日1次，每次留罐10~15 min。

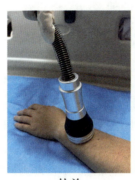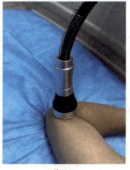

外关   曲池

图3-9　腕管综合征部分选穴

配合练功运动，在有外固定的情况下，加强练习各指的伸屈活动，解除固定后练习手指、腕关节屈伸及前臂旋转活动。防止失用性肌萎缩及粘连。

（五）注意事项

针对腕部的创伤，务必采取及时且恰当的处理方式，特别是对于腕部骨折与脱位的情况，要确保骨骼复位精确，对位良好。对于已发生腕管综合征的患者，在急性疼痛期内，经过专业的理筋手法治疗后，应立即对腕部进行固定，可利用纸壳夹板作为固定工具，或是采用前臂及手腕部悬吊的方法，以促进愈合。在此期间，应避免使用热疗方法，以防症状加剧。若经一段时间的保守治疗未能获得显著疗效，则需迅速评估并考虑实施手术治疗方案，防止正中神经因长时间遭受严重压迫而发生变性等不可逆损害。术后为促进手腕功能的快速恢复，尽早开展手腕部的功能锻炼。

第一节　髋与大腿部疼痛

一、髋部软组织扭挫伤

（一）疾病概念

髋部扭挫伤指的是由于暴力作用导致髋部关节囊、筋膜、韧带或肌肉等组织受损。临床上这种损伤可以根据发生时间分为新伤和陈伤两类，且更常见于儿童和成年人群体，通常为单侧发病。

（二）疾病诊断

1.病史　髋部软组织扭挫伤的患者通常有明显的外伤史或过度运动史。

2.诊要

（1）症状：受伤后，患者会出现髋部疼痛的症状，有时可能伴随肿胀，且髋关节的活动功能会受限，导致患肢不敢着地负重行走，呈现出保护性姿态，如跛行、拖拉步态、骨盆倾斜等。

（2）体格检查：在进行检查时，可以发现骨盆向患侧倾斜，患侧腹股沟部或股骨大转子后方等局部有明显压痛。同时，髋膝会处于微屈状态，髋关节在各个方向上的运动都会受限。患肢多呈外展、外旋、半屈曲位，并有假性变长的现象，托马斯（Thomas）征呈阳性。

（3）辅助检查：通过 X 线髋部检查，多数情况下并无明显异常，但可以排除骨折的可能性。MRI 检查则可以表现出关节腔积液、肌肉间积液或肌肉、韧带、关节囊的不连续信号。

（4）鉴别诊断：若本病经久不愈，髋关节功能出现进行性障碍，或伴有低热症状，则应注意与股骨头骨骺骨软骨病、髋关节结核、化脓性髋关节炎、风湿热合并髋关节炎以及髋关节一过性滑膜炎等疾病进行鉴别。

（三）罐法治疗

（1）选穴：选取足太阳膀胱经及足少阳胆经的部分穴位及髋关节附近穴位，如环跳、秩边、承扶、风市、阳陵泉、髀关、阿是穴等穴位（图 4-1）。

（2）操作方法：患者俯卧位，根据扭伤的具体部位，选取大小适中的火罐，选取环跳、秩边、承扶、风市、阳陵泉、髀关、阿是等穴位，每日 1 次，每次留罐 10～15 min。

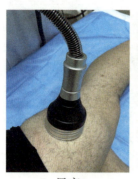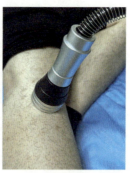

风市　　　　　　阳陵泉

图 4-1　髋部软组织扭挫伤部分选穴

（四）注意事项

髋部扭挫伤多由髋部运动过度引起，因此，在进行各类运动之前，应充分做好准备活动，以预防此类损伤的发生。在损伤的早期阶段需要冷敷，可以帮助减轻肿胀和疼痛症状；后期宜热敷，可以促进血液循环，加速损伤的恢复。在损伤初期，患者应以卧床休息为主，避免患肢负重，同时要注意保暖，避免风寒湿邪的侵袭，以免加重病情。而到了后期，患者应积极进行髋部的练功活动，通过适当的锻炼来加速损伤的修复，恢复髋部的正常功能。

二、梨状肌综合征

（一）疾病概念

梨状肌综合征是一种由梨状肌损伤后刺激或压迫坐骨神经而引起的病症，其主要症状为一侧臀腿疼痛。梨状肌起始于第 2、3、4 骶椎前孔外侧和坐骨结节韧带，肌纤维穿出坐骨大孔后，止于股骨大转子。这块肌肉将坐骨大孔分为上、下两部分，分别称为梨状肌上孔和梨状肌下孔。在解剖结构上，从髂后上棘至尾骨尖做一条连线，这条连线的中点至股骨大转子顶点的连线即梨状肌的下缘。坐骨神经大多经过梨状肌下孔穿出骨盆到达臀部，但也有部分人的解剖结构存在变异，坐骨神经可能从梨状肌内或梨状肌上孔穿过。

梨状肌综合征的常见病因是髋关节的过度内旋或外旋，这种动作可能损伤梨状肌。本病在中青年人群体中较为多见，也是临床上导致腰腿痛的常见病之一。患者通常会经历一侧臀腿的疼痛，这种疼痛可能由梨状肌的损伤和其对坐骨神经的压迫或刺激引发。

（二）疾病诊断

1.病史　通常与髋部扭闪外伤或感受风寒湿等病史有关，且多数为单侧发病。

2. 诊要

（1）症状：该病症主要症状是臀部酸胀疼痛，甚至会放射至大腿后侧和小腿外侧。患者可能会经历"刀割样"或"烧灼样"的剧烈疼痛，或在咳嗽或打喷嚏时疼痛加剧，影响睡眠和行走能力，有时还会导致跛行。部分患者还可能伴有会阴部不适或小腿外侧麻木的症状。

（2）体格检查：在查体过程中，会发现患者的腰部通常没有压痛、畸形或活动受限的情况。然而，梨状肌肌腹区域会有明显的压痛和放射痛，有时甚至可以触摸到条索状隆起的肌束。患者的髋关节在内旋和内收活动时也会受限，并且这些动作会加剧疼痛，梨状肌紧张试验的结果呈阳性，这也是诊断该病症的重要依据。在进行直腿抬高试验时，当抬腿角度小于60°时，梨状肌会被拉紧，导致明显疼痛；但当抬腿角度大于60°时，梨状肌的紧张状态得到缓解，疼痛也会相应减轻。

（3）辅助检查：进行 X 线检查以排除髋部骨性病变的可能性，行 MRI 检查可辅助诊断。

（4）鉴别诊断：本病需要与腰椎间盘突出症、腰椎管狭窄症、臀上皮神经卡压综合征以及坐骨神经炎等其他可能引发类似症状的病症进行仔细鉴别，以确保准确诊断并采取恰当的治疗措施。

（三）疾病解剖

梨状肌综合征可分为急性伤害与慢性劳损两大类别，其成因多为间接外力作用。例如，闪动、扭转、跨越等动作，可能使髋关节发生急剧的外展与外旋，导致梨状肌剧烈收缩；或者髋关节突然内旋，使得梨状肌受到牵拉，这些都可能使梨状肌受到损伤。频繁的下蹲等动作以及其他慢性劳损因素，或是感受风寒湿邪的侵袭，或是经历人工髋关节置换手术后，或是骨盆腔内部的炎症刺激等，同样也可能导致梨状肌受损而引发疾病，特别是对于那些坐骨神经走行存在异常的人群，更易患此病。急性损伤可能会引发局部的充血、水肿等炎症反应，以及肌肉的保护性收缩，这些因素会刺激、牵拉或挤压坐骨神经，从而出现臀部和腿部的疼痛症状。慢性损伤等主要的病理改变则表现为局部肌纤维的变性、粘连与挛缩，由于这些变化会累及坐骨神经和臀下神经，因此会导致臀部和下肢肌肉的萎缩、肌力的减退等一系列的症状。随着时间的推移，还可能进一步引发臀大肌、臀中肌的萎缩。本病在中医学中属于痹症的范畴，其发病机制与气血凝滞、经络闭阻有关。

（四）罐法治疗

1. 方案一

（1）选穴：选取足阳明胃经与足少阳胆经在梨状肌附近循行的部位。

（2）操作方法：患者俯卧位，用大、中号竹火罐闪火法自上往下，从患侧臀部、下肢后外侧拔闪罐至皮肤红晕。再涂活络油，重复 5~7 遍。

2. 方案二

（1）选穴：梨状肌局部阿是穴。

（2）操作方法：选取大椎、命门、关元、足三里、风门、风市、次髎、秩边和梨状肌等局部阿是穴施以麦粒灸法，每穴灸 5 ~ 8 壮，灸后待其自然化脓。随后给予臀部梨状肌处拔罐，每日在臀部相同位置拔罐 30 min。

3.方案三

（1）选穴：阿是穴、梨状肌起止点

（2）操作方法：常规针刺治疗之后，患者侧卧位，选取阿是穴，消毒棉签消毒后采用 0.8 mm 中粗火针在酒精灯上烧至针体通红至白亮时针尖方向朝梨状肌起止点（第 2 ~ 4 骶椎前面、骶前孔外侧；大转子上缘后部）方向快速刺入 20 ~ 25 mm，迅速出针，不留针，隔日 1 次，7 d 为 1 个疗程，共治疗4 个疗程。

4.方案四

（1）选穴：飞扬穴、压痛点（最明显）。

（2）操作方法：施术者在火针操作完毕之后，佩戴一次性橡胶手套，取患侧飞扬穴与患部最为明显的压痛点定位并标记，充分按揉穴位局部及周围皮肤，用 75% 酒精棉球在穴位局部皮肤进行消毒，以右手拇、示、中指持住采血针，将针快速点刺 3 ~ 5 次，刺入皮肤深约 1 ~ 2 mm，迅速将小号真空抽气罐（20 mm×60 mm）固定于刺血处，留罐 5 min。隔日 1 次，7 d 为 1 个疗程，共治疗 4 个疗程。出血量：一般 2 ~ 5 mL。

5.方案五

（1）选穴：殷门、局部阿是穴（图 4-2）。

（2）操作方法：使用罐疗仪时，大负压罐一般使用时间为 5 ~ 10 min，小负压罐一般使用时间为 10 ~ 15 min，每天 1 次，2 周为 1 疗程。

（五）注意事项

急性期疼痛剧烈时，患者应卧床休息，并将受伤的肢体保持在外旋、外展的位置为佳，同时要避免髋关节进行旋转活动。在日常生活中，患者要注意防范风寒湿邪的侵袭。疼痛得到缓解后，应加强髋关节以及腰部的功能锻炼，这样做的目的是减少肌肉的萎缩，并促进血液循环。

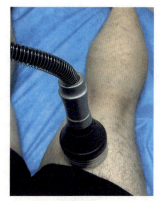

殷门

图 4-2　梨状肌综合征部分选穴

三、臀中肌综合征

（一）疾病概念

臀中肌综合征是一种临床综合征，其主要表现为臀中肌区域的慢性疼痛。臀中肌是位于髋关节外侧的主要肌肉，它主要负责髋关节的外展动作以及维持髋关节的稳定性。臀中肌综合征通常是由于过度使用、损伤或长期维持不良姿势而导致的臀中肌或其周围组织的劳损或炎症反应。患者往往会感到臀部外侧有明显的疼痛,特别是在行走、跑步、长时间站立或久坐时,这种疼痛感会明显加剧。

(二)疾病诊断

1. 病史　通常有髋部外侧疼痛病史。

2. 诊要

(1)症状:患者通常诉髋部外侧疼痛,有时会辐射至大腿外侧,疼痛可能是慢性和渐进性的,也可能在某次活动后突然加重。了解疼痛是否与站立、行走、上下楼梯、久坐后起身等活动相关。常见的诱因包括跑步、长时间步行或站立等。疼痛多位于髋部外侧(大转子部位),有时伴有压痛或肿胀,疼痛可能在夜间加重,尤其是在侧卧压迫患侧髋部时。由于疼痛,患者可能会避免或减少髋关节的活动,导致功能受限,如难以正常行走、上下楼梯或长时间站立。

(2)体格检查:触诊时在髋部大转子上方的臀中肌附着处通常有明显的压痛。亦可用特伦德伦堡试验(Trendelenburg test),让患者单腿站立,观察骨盆是否向未负重侧倾斜,如果骨盆下沉,则提示患侧臀中肌无力或功能障碍。或用髋外展肌力测试检查,嘱患者侧卧位,做髋关节外展动作,检查是否因疼痛而力量下降。

(3)辅助检查:MRI 检查可用于评估臀中肌的肌腱和肌肉结构,排除其他软组织损伤或炎症,如滑囊炎。MRI 还可以显示臀中肌的撕裂、肌腱炎或肌肉萎缩等病变。超声检查可对臀中肌及其附着处进行实时成像,可以评估肌腱的完整性和炎症情况,也可用于动态观察髋关节和周围软组织的活动情况。X 线检查通常用于排除髋关节骨性病变,如髋关节骨关节炎或股骨头坏死。可观察患者行走时的骨盆和髋关节活动,是否有步态异常,如 Trendelenburg 步态,这可能提示臀中肌无力或功能障碍。

(4)鉴别诊断:臀中肌综合征的诊断需要结合患者的病史、临床表现和影像学检查等,重点在于排除其他可能的腰椎或髋关节病变。本病还需要与腰椎源性疼痛、髋关节滑囊炎、髋关节骨关节炎相鉴别。①腰椎源性疼痛,如腰椎间盘突出或退变引起的坐骨神经痛,疼痛可能放射至大腿外侧,但通常伴有腰背疼痛。②髋关节滑囊炎也会在髋部外侧产生疼痛,但滑囊炎的疼痛通常更加局限,且在髋关节活动时加剧。③髋关节骨关节炎,此病患者多表现为髋部深处疼痛,且在负重时加重,伴有活动范围受限和晨僵。

(三)疾病解剖

臀中肌综合征主要涉及肌肉的过度使用、损伤以及慢性应力反应等多个方面。长期的跑步、步行、爬楼梯或其他需要臀中肌参与的活动,可能导致臀中肌及相关软组织发生慢性劳损。特别是在运动过程中,髋关节的外展和稳定功能持续需求会使臀中肌承受较大的负荷。如果运动中的姿势不正确或缺乏充分的热身和放松,臀中肌容易过度疲劳,进而可能引发炎症和疼痛。臀中肌力量不足或过度紧张,可能导致髋关节周围的其他肌肉(例如臀大肌、梨状肌)代偿性地过度使用,造成肌肉不平衡,最终引发疼痛。当髋关节周围的肌肉群(如臀大肌、髂腰肌、股四头肌等)协调性不佳时,臀中肌可能需要承受额外的负担,这可能导致其受损和疼痛。患者长期保持不良姿势(如一侧体重偏向、骨盆倾斜等)也可能导致臀中肌的慢性紧张和劳损。异常步态同样会引发该病,例如内翻或外翻步态,可能导致臀中肌承受不当的负荷和应力积累,进而诱发综合征。创伤或急性损伤也是该综合征的主要病因,它们可以分为直接创伤和过度拉伸或撕裂两种类型。直接创伤指的是臀部的直接撞击或髋关节的扭伤,可能导致臀中肌的急性损伤,引发疼痛和功能障碍。过度拉伸或撕裂则指的是突然的过度拉伸或不适当的运动,可能导致臀中肌纤维撕裂,进而引发局部炎症和疼痛。骨盆的结构性异常也可能导致臀中肌承受异常的压力,从而引发疼痛和功能障碍。腰椎或骶髂关节的异常,如椎间盘突出或骶髂关节紊乱,也可能引起代偿性疼痛,并影响臀中肌的功能。

(四)罐法治疗

1. 常见疗法

(1)选穴:臀部阿是穴、居髎(左侧)、风市(左侧)等穴位。

(2)操作方法:选3寸毫针于患者左侧臀部条索状结节中点进针,直刺,深度约2寸(患者体型偏瘦),然后于条索状结节两端起始部各刺一针,针尖朝向条索状结节中点,深度约2寸。上三针均施小幅度提插捻转泻法,使针下有沉紧感,令患者自觉酸胀为度,留针15 min。居髎、风市二穴选1.5寸毫针直刺,深度约1寸,此二针施提插捻转泻法,使针下有沉紧感,患者自觉酸胀为度,留针15 min。待患者起针20 min后于激痛点施分筋、理筋手法以舒筋通络,从而达到止痛的效果。

2. 拔罐疗法

(1)选穴:选取胞肓、秩边、委中、阳陵泉、绝骨穴(图4-3)。

(2)操作方法:使用罐疗仪时,患者俯卧位选取大小适中的罐,选取胞肓、秩边、委中、阳陵泉、绝骨穴位,每日1次,每次留罐10~15 min。

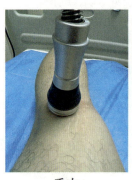 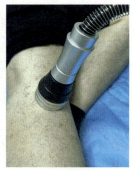

委中　　　　　　　　阳陵泉

图4-3　臀中肌综合征部分选穴

(五)注意事项

在治疗期间,患者应避免长时间保持同一姿势,尤其是久坐或久站,以减少臀中肌的压力,其次在病情允许的情况下,合理安排运动量,切忌运动量过大而导致臀中肌因过度使用而加重病情。对于臀中肌部位出现的疼痛、肿胀等症状,还可以进行局部热敷、按摩等护理,以缓解症状。

四、臀肌挛缩症

(一)疾病概念

臀肌挛缩症指由于多种因素导致的臀部肌肉及其筋膜纤维发生变性挛缩,进而引发髋关节内收、内旋功能出现障碍,患者会表现出特有的步态和异常姿势。此病症在儿童时期较为多发,且常见于那些接受过反复臀部肌肉注射的患者,因此也被称为小儿臀肌挛缩症或注射性臀肌挛缩症。在临床中臀大肌挛缩的情况较为常见,属于一种医源性疾病。

(二)疾病诊断

1.病史　本病多有臀肌反复注射药物史,常见于儿童,亦可见于青少年,可双侧或单侧发病。

2.诊要

(1)症状:患者常表现为臀部变尖,伴有局部肌肉的明显萎缩。坐下时,双膝分开,无法靠拢;下蹲时,双膝必须分开,向外做出"划圈"动作,呈现出典型的"蛙式位";行走时,步态呈"外八字";跑步时,步幅较小,呈跳跃状。

(2)体格检查:在进行检查时,部分患者可在臀部触及由内上向外下与臀肌纤维走向一致的挛缩带,关节活动时局部可出现条状凹陷,并可闻及髋部的弹响声。交腿试验与髂胫束紧张试验(Ober sign's)的结果均为阳性。病情严重者,可能出现髋臼底向骨盆内凸出的现象,形成 Otto 骨盆(即髋臼向内突出症)。

(3)辅助检查:进行 X 线检查时,大多数患者的结果无异常,但病情严重者可能观察到骨盆倾斜、脊柱侧弯或"假性双髋外翻"的现象,股骨颈干角可能大于 130°,股骨小转子明显可见,甚至可能在患侧股骨头发现无菌性坏死的情况。血液检查和肌电图的结果一般均正常。

(4)鉴别诊断:本病应与弹响髋、小儿麻痹后遗症相鉴别。①弹响髋多见于青壮年,在大腿突然屈曲及内收时出现弹响,但无步态异常及髋关节活动受限。②小儿麻痹后遗症可出现相似步态异常,有臀肌挛缩,但肌萎缩还涉及其他下肢肌肉,且存在多处骨性畸形。

(三)疾病解剖

一般认为反复多次的臀部肌内注射是本病的最主要诱因。由于婴幼儿臀部肌肉相对薄弱,且修复与吸收能力较差,经过多次注射治疗后,受机械性刺激、药物化学性刺激等多种因素的影响,会导致肌肉组织局部出现出血、水肿、变性、坏死等情况,进而形成纤维瘢痕组织。这些变化会使髋关节的内收、内旋等活动受到限制,从而形成曲髋时强迫外展、外旋等特有的体征。然而,并非所有具有多次注射史的患者都会发生此病,这表明本病的发生不仅与注射史有关,还与患者的体质因素、免疫因素、遗传因素以及感染因素等密切相关。

(四)罐法治疗

(1)选穴:选取足太阳膀胱经、足少阳胆经和督脉上的穴位,主穴选取环跳、秩边、承扶、殷门、阳陵泉穴等穴位(图4-4),配穴选取阿是穴、大肠俞、太冲穴位。

(2)操作方法:患者侧卧,患侧置于上方,选取大小适中的火罐,选取环跳、秩边、承扶、殷门、阳陵泉、阿是穴、大肠俞、太冲穴等穴位,每日1次,每次留罐10~15 min。

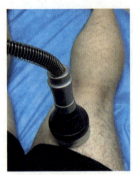

殷门　　　　　　　阳陵泉

图4-4　臀肌挛缩症部分选穴

(五)注意事项

反复多次的臀肌注射被认为是导致本病的最主要原因,因此,应尽量减少或避免对臀部肌内注射那些毒性大、刺激性强的药物。在选择注射方法和部位时,需要谨慎考虑,确保合理性。同时,注射速度应保持缓慢,尽量避免在同一部位连续进行注射。注射完成后,可以进行局部热敷,这有助于药液的吸收,并能改善局部的血液循环,从而起到预防本病发生的作用。

五、大腿部肌肉群损伤

(一)疾病概念

大腿部肌群损伤是指大腿区域的肌肉或肌腱由于外力作用、过度使用、突发性剧烈运动或不良体态等因素,引发肌纤维或肌腱的断裂、拉伤或炎性反应。此类损伤常见于大腿前部的股四头肌、大腿后部的腘绳肌群(包括股二头肌、半腱肌、半膜肌)、内侧的收肌群以及外侧的阔筋膜张肌等肌肉组织中。

(二)疾病诊断

1.病史　常有在剧烈运动、突然加速或减速、跳跃、踢腿等活动中的损伤史。

2. 诊要

（1）症状：常见症状有肌肉酸痛、拉伤部位活动受限、皮肤淤青或者变色肿胀、肌肉僵硬无力、肌肉痉挛、突然发作的疼痛等。需要注意的是，在轻度拉伤的时候，拉伤部位可能会感觉有些僵硬，但是仍能够保持足够的弹性。如果是严重的肌肉拉伤，严重的肌肉撕裂会导致剧烈的疼痛，甚至无法活动。

（2）体格检查：大腿前侧（股四头肌）、后侧（腘绳肌群）、内侧（内收肌群）、外侧（阔筋膜张肌），不同部位的损伤可有不同的疼痛表现，具体部位的压痛可帮助定位损伤的肌群。患者可能表现出大腿力量减弱、步态异常或无法完成特定动作（如屈膝、伸膝、内收或外展髋关节）。在触诊时，检查大腿肌群是否有压痛点、肿胀、瘀斑，评估是否存在肌肉紧张、痉挛或凹陷（可能提示肌肉撕裂）。或通过评估肌群力量、抗阻力测试来检查肌肉功能是否受限。例如让患者抬腿并伸直膝盖，对抗阻力，检查疼痛和力量以判断股四头肌是否受伤；让患者屈膝，对抗阻力，评估疼痛和力量以判断腘绳肌群是否损伤；让患者对抗外展的阻力，评估内收力量和疼痛以检查内收肌群是否损伤。亦可让患者进行特定的伸展动作（如直腿抬高测试），观察是否会引发疼痛或紧张感，判断肌肉的柔韧性和受伤程度。

（3）辅助检查：超声检查可用于评估肌肉和肌腱的完整性，检查是否存在撕裂、出血或水肿。MRI 检查是评估软组织损伤的"金标准"，能够详细显示大腿肌群的损伤程度、位置和范围，排除其他潜在问题如肌腱断裂或骨折。X 线检查主要用于排除伴随的骨折或骨骼异常，一般对软组织损伤的诊断价值有限。

（4）鉴别诊断：本病需要与肌肉撕裂与拉伤、肌腱炎与滑囊炎、应力性骨折等其他疾病相鉴别。①肌肉撕裂与拉伤，应评估损伤的程度，轻度拉伤通常仅涉及少量肌纤维，而撕裂可能需要进一步的影像学确认。②肌腱炎与滑囊炎，需要鉴别慢性疼痛的原因，滑囊炎通常在运动时疼痛加剧，而肌腱炎的疼痛可能更为广泛且持续时间更长。③应力性骨折，特别是在长时间运动后出现的大腿疼痛，可能需要与应力性骨折进行鉴别。

（三）疾病解剖

大腿部肌群损伤等病因病机主要涉及外部因素（如运动和外力）和内部因素（如肌肉疲劳和解剖结构），损伤的病机则涉及肌肉和肌腱的生物力学应力、血液循环及组织修复过程。急性外力损伤是导致该病的主要原因，在没有充分热身的情况下进行剧烈运动，如跑步、跳跃或突然转身等动作，容易导致肌肉或肌腱的急性损伤，常见于运动员和健身爱好者，或在大腿部位受到直接的撞击或打击（如足球比赛中的踢打），可能导致肌肉挫伤或撕裂。过度使用也可导致该疾病，如长期从事重复性运动（如长跑、骑自行车）会导致肌肉和肌腱的疲劳性损伤，逐渐引发炎症或肌肉纤维的微小撕裂。而不良运动姿势亦是该疾病的重要病因，错误的运动姿势（如跑步时髋部摆动过大）会使某些肌群承受过大的压力，导致慢性劳损。在长时间或高强度运动后，肌肉会变得疲劳，失去部分功能，增加了损伤的风险，尤其是在未充分恢复时继续运动。在大腿部肌群力量不均衡时（如股四头肌与腘绳肌力量失衡）可能导致肌肉在运动过程中代偿使用，从而容易受伤。先天或后天的解剖结构异常亦是本病的重要病因,如下肢长度差异、足弓异常(扁平足或高足弓)等,可能导致运动时力量分布不均匀,加大某些肌肉的负担,增加损伤的风险。

在突然的剧烈运动中,肌肉或肌腱可能承受过大的拉伸或收缩应力,超过其弹性极限,导致肌纤维的撕裂或部分断裂。而由于不正常的运动模式或解剖结构异常,某些大腿肌群可能承受了过度的应力,导致疲劳性损伤或慢性炎症。在急性损伤后,局部血管破裂和出血可能导致肌肉组织缺血,加重损伤部位的疼痛和功能障碍。急性损伤后,亦可导致炎性介质的释放,导致局部血液循环增加,伴随肿胀和疼痛。长期的炎症可能导致组织纤维化,影响肌肉的功能恢复。在肌肉纤维修复过程中,可能会形成瘢痕组织,影响肌肉的弹性和收缩功能。这种瘢痕组织在剧烈运动中容易再次受损,导致反复损伤。肌肉损伤后,肌纤维通过再生修复,但修复过程中如果再次受到损伤,可能会导致慢性疼痛和功能障碍。在损伤初期,神经系统可能会导致受伤的肌群产生过度紧张或痉挛,进一步加剧损伤和疼痛。

综上所述,大腿部肌群损伤的病因复杂,多因急性外力、过度使用、肌肉疲劳及环境因素等共同作用引起,病机则涉及肌肉和肌腱的生物力学应力、血液循环改变、炎症反应及组织修复过程。

(四)罐法治疗

(1)选穴:阿是穴为主穴,根据损伤肌肉位置的经络循行取穴,取梁丘、血海、阴包、风市、膝阳关、伏兔、阴市、承扶、殷门穴等穴位(图4-5)。

(2)操作方法:患者侧卧,患侧置于上方,选取大小适中的火罐,选取阿是穴、血海、阴包、风市、膝阳关、伏兔、阴市、承扶、殷门穴等穴位,每日1次,每次留罐10~15 min。

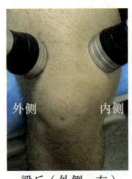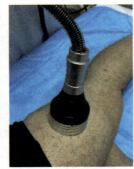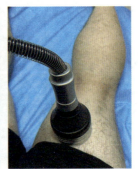

梁丘(外侧,左)　　　　　风市　　　　　　　殷门
血海(内侧,右)

图4-5　大腿部肌肉群损伤部分选穴

(五)注意事项

在进行剧烈运动或高强度活动前,要做好充分热身的准备,根据自身实际情况合理地安排运动量。一旦发生大腿部肌肉群损伤,应立即停止活动,避免进一步加重损伤。

在损伤初期,使用冰袋对受伤部位进行冰敷,每次约 20 min,每天多次,以减轻肿胀和疼痛。同时,使用弹性绷带对受伤部位进行适度压迫,以减少出血和肿胀。

第二节　膝与小腿部疼痛

一、膝骨关节炎

(一)疾病概念

膝骨关节炎,也被称为膝关节增生性关节炎、退行性关节炎以及膝退行性骨关节病等,是一种以膝关节疼痛、僵硬、活动受限,并在活动时可能伴有摩擦响声为特征的疾病。其病理变化主要体现在膝关节软骨的退变、软骨下骨的硬化以及骨赘的形成等方面。这是最为常见的一种慢性、进展性的膝关节疾病,也是导致中老年人群膝关节疼痛的主要原因之一,对他们的生活质量产生了严重影响。随着社会人口老龄化的加剧,该病的发病率呈现出显著上升的趋势。在中医学的范畴内膝骨关节炎属于"膝痹"和"骨痹"。

(二)疾病诊断

1.病史　常有单侧或双侧膝关节疼痛病史。

2.诊要

(1)症状:主要症状为关节疼痛,早期为钝性,以后逐渐加重,可出现典型的"休息痛"与"晨僵",患者会感到静止时疼痛,即关节处于一定的位置过久,或在清晨起床时,感到关节疼痛与僵硬,稍活动后疼痛减轻;如活动过多,因关节摩擦又产生疼痛。

(2)体格检查:①视诊,如膝外翻为 X 型腿,膝内翻为 O 型腿。②步态,当关节炎导致负重时,患肢疼痛,将减少关节动度和缩短负重时间。③下蹲,下蹲时疼痛或者关节弹性声提示半月板损伤。④膝关节积液检查,浮髌试验。⑤髌骨压痛和髌骨运动轨迹。⑥膝关节活动度,包括屈曲和伸直,屈曲度正常范围在135°～145°,伸直最低0°。⑦肌力检查,股四头肌(伸膝盖对抗阻力),腘绳肌(仰卧小腿屈曲90°对抗阻力)。⑧髌骨恐惧试验,膝关节屈曲30°放松,大拇指对髌骨施加柔和的侧方压力,使髌骨向外侧移位。⑨髌骨研磨试验,评估髌骨下表面的软骨退变,使患者仰卧、膝关节伸直,放松股四头肌,将一手放于髌骨上方向下按压,嘱患者绷紧股四头肌对抗髌骨阻力,摩擦声或者疼痛提示髌骨软化症。⑩麦氏征试验,检测膝关节半月板,外翻应力试验以及内翻应力试验检测内外侧副韧带稳定性,拉赫曼试验(膝关节屈曲30°,一手握住膝关节上方,一手握住胫骨平台下方,连续用力地拿住胫骨向上冲击)用于评估前交叉韧带完整性,以及抽屉试验,4 字试验等。

(3)辅助检查:首选和必选的检查是 X 线,可采用 Kellgren-Lawrence(KL)分级评估膝骨关节炎严重程度。膝骨关节炎进展分 5 期,0 级为正常关节,关节间隙无狭窄,无骨质增生;Ⅰ级为关节间隙可疑变窄,有可能出现骨赘;Ⅱ级为可出现小的骨赘及可能的关节间隙变窄;Ⅲ级为骨质硬化伴中等量骨赘形成,关节间隙变窄;Ⅳ级为大量骨赘,关节间隙明显变窄,严重的硬化及明显的畸形,关节可出现半脱位或者脱位。必要时可进行 CT 和 MRI 以及超声等检查进一步明确退变部位和退变程度以及进行鉴别诊断。

(4)鉴别诊断:本病应与骨关节结核、风湿性关节炎和类风湿性关节炎相鉴别。①骨关节结核早期出现低热、盗汗等阴虚内热症状,患部可见脓肿,X 线检查可显示骨关节破坏。②风湿性关节炎典型表现为游走性的多关节炎,常呈对称性,关节局部可出现红、肿、热、痛,但不化脓,炎症消退,关节功能恢复,不遗留关节强直畸形,皮肤可有环形红斑和皮下结节。风湿性心脏病最严重的并发症。③类风湿性关节炎常为多关节发病,而且累及手足小关节,逐渐出现关节僵硬、肿胀、畸形,血清类风湿因子多为阳性。

(三)疾病解剖

原发性膝骨关节炎的发生,是由于人的年龄增长,关节软骨变得脆弱,软骨因承受不均匀压力而出现破坏,加上关节过多的活动所导致的。继发性骨关节炎可因创伤、畸形和疾病造成软骨的损害导致本病。关节软骨由于年龄增长、创伤、畸形等,软骨磨损,软骨下骨显露,呈象牙样骨,在关节缘形成厚的软骨圈,通过软骨内成骨,形成骨赘;关节囊产生纤维变性和增厚,限制关节的活动,关节周围的肌肉因疼痛而产生保护性痉挛,使关节活动进一步受到限制,加快了退行性变进程,关节发生纤维性强直。

(四)罐法治疗

(1)选穴:阳陵泉、阴陵泉、血海、梁丘穴(图4-6)。

(2)操作方法:使用罐疗仪时,先取犊鼻、内膝眼、阳陵泉、阴陵泉、血海、梁丘穴,穴位常规消毒后,采用0.30 mm×40 mm毫针,以单手指切进针法进针得气后,并给予适当补泻手法而留针时,用长约2 cm艾条,插在针柄上,点燃施灸,待艾条烧完后除去灰烬,留针20~30 min,每日1次,10 d为1个疗程。一般治疗1~3个疗程。每次温针治疗结束后,给予刺络拔罐治疗。取阳陵泉、阴陵泉、血海、梁丘穴,常规皮肤消毒后,用一次性三棱针对准穴位迅速刺入2~5 mm,立即出针,用闪火法将玻璃罐吸附在穴位上,留罐10~15 min,使拔罐部位出血2~3 mL,起罐后使用乙醇棉球涂擦针孔及附近血迹,并用干棉球按压片刻。治疗每隔2~3 d进行1次。

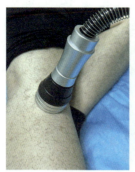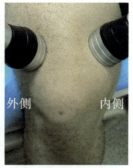

阳陵泉　　　　　梁丘（外侧，左）
　　　　　　　　血海（内侧，右）

图4-6　膝骨关节炎部分选穴

（五）注意事项

在治疗与康复阶段,应避免久站、长时间下蹲,以减轻膝关节的压力,肥胖患者应注意控制自身体重,避免上半身增加膝关节的负担,加速关节软骨的磨损,因此保持体重是预防膝骨关节炎的重要措施。在进行膝关节功能锻炼时,也应选择合适的运动方式,如游泳、骑自行车等。

二、腓肠肌损伤

（一）疾病概念

腓肠肌损伤是指腓肠肌(即小腿后部的主要肌肉)因过度拉伸、外力冲击或突如其来的高强度活动而引发的肌肉纤维或肌腱的撕裂或拉伤。腓肠肌由两部分构成:内侧头和外侧头。它们在小腿的屈伸动作中起着关键作用,如行走、跑步和跳跃等。腓肠肌损伤的严重程度各不相同,可能只是轻微的拉伤,也可能严重到肌肉完全撕裂。

（二）疾病诊断

1.病史　常有剧烈运动、突然加速或减速、跳跃等诱因,部分患者在运动过程中突然感到小腿后部疼痛,同时可听到肌腱撕裂的声音。

2.诊要

（1）症状:患者通常描述感到小腿后部的剧烈疼痛,可能伴有烧灼感或紧绷感,疼痛通常在受伤时突然出现,损伤后可能出现小腿后部的局部肿胀,严重时可出现瘀斑。患者可能难以正常行走,尤其是在使用小腿肌肉(如推蹬或踮脚)时会出现疼痛和无力感。

（2）体格检查:在腓肠肌部位进行轻轻触诊,检查是否存在局部压痛、肌肉间隙增宽或肌肉紧张感。若有严重撕裂,可能在触诊时摸到凹陷。其次检查患者肌力,让患者踮脚站立,观察是否因疼痛或无力完成此动作。损伤较轻的患者可能表现为疼痛和肌力下降,损伤严重则无法正常完成此动作。汤普森测试(Thompson test):患者俯卧位,膝盖稍微弯曲,挤压腓肠肌。如果足跟没有自动向上翘起,则提示可能存在跟腱断裂。

(3)辅助检查:超声检查可用于评估腓肠肌及其附着部位的肌腱和肌纤维的完整性,判断是否存在撕裂或出血。MRI 检查可以清晰显示肌肉纤维的损伤程度、损伤范围及相关的肌腱问题。X 线检查通常用于排除伴随的骨折或其他骨骼异常,但对软组织损伤的诊断价值有限。观察患者行走时的小腿肌肉活动情况,评估是否有明显的步态异常。

(4)本病应与跟腱炎、深静脉血栓等相鉴别:①跟腱炎症状虽类似,但跟腱炎主要表现为跟腱部位的慢性疼痛和僵硬。②深静脉血栓,如果患者有肿胀、疼痛和局部压痛,尤其是没有明确的外伤史,需要排除本病。

(三)疾病解剖

腓肠肌位于后侧小腿肚,包括内侧头和外侧头。起于股骨内、外侧髁后表面,经跟腱附着于跟骨后表面。由胫神经支配,腓肠肌和比目鱼肌共同组成小腿三头肌,它们是后表线的重要组成部分。跨过了膝关节和踝关节,它主要的运动功能是屈膝和足跖屈。腓肠肌主要由快肌纤维组成,它具有更好的能力来执行爆发性的活动,如短跑和跳跃。在步态周期中,腓肠肌在支撑腿蹬离地面时,屈膝和足跖屈这两大功能结合,可以促使身体前进。腓肠肌和比目鱼肌在放松站立的姿势下必须要维持一定程度的收缩来防止身体向前倾倒。

腓肠肌常见功能障碍:小腿最常受损的肌肉是腓肠肌,最典型的损伤在内侧头的肌肉肌腱结合处,特别是离心运动中更容易使其受伤,在突然收缩时可能超过其弹性极限,导致肌纤维部分或完全撕裂。轻度的损伤可能涉及少量肌纤维,而严重的损伤可能导致大范围撕裂。损伤后,局部毛细血管破裂导致血液渗出,引起组织水肿,压迫周围组织,加重疼痛和功能障碍,损伤后也会产生炎症反应,肌肉损伤后体内会释放炎性细胞因子,导致局部发炎,肿胀和疼痛。这种反应虽然是损伤过程的一部分,但也会引起更多的不适和功能障碍。在肌肉纤维的修复过程中,可能形成瘢痕组织,影响肌肉的柔韧性和功能,增加再次受伤的风险。

腓肠肌的紧张会限制踝关节背屈运动,并增加了过度旋前的倾向。腓肠肌无力会限制抬足趾的能力,从而限制了爬楼梯的能力。腓肠肌的激痛点可以引发足弓疼痛,这也是导致小腿肚半夜抽筋的常见原因。

(四)病因病机

腓肠肌损伤主要涉及外部因素和内部因素。

1.急性外力损伤　在没有充分热身或准备的情况下进行剧烈运动,如短跑、跳跃等,容易导致腓肠肌突然收缩,引发肌肉拉伤或撕裂。在外界的直接冲击的情况下亦可导致该疾病,如踢打、碰撞等,可能造成腓肠肌的损伤。

2.过度使用　长时间的步行、跑步或其他重复性动作会使腓肠肌长期处于高负荷状态,导致肌肉疲劳,增加损伤的风险;而不正确的运动姿势可对腓肠肌施加不正常的压力

(如跑步时脚跟过早着地)导致慢性损伤。

3.肌肉疲劳　肌肉耐力不佳或疲劳时,腓肠肌的收缩能力和协调性降低,增加了拉伤的风险;不良的运动设备也可能会导致此病,例如穿着不合适的鞋子,可能导致小腿肌肉的负担加重,进而引发损伤。

4.环境因素　在寒冷天气下运动时,肌肉更容易僵硬,血流不畅,增加受伤的可能性,在不平整的地面上运动时,容易引起脚踝扭伤和腓肠肌损伤。

腓肠肌在突然收缩时可能超过其弹性极限,导致肌纤维部分或完全撕裂。轻度的损伤可能涉及少量肌纤维,而严重的损伤可能导致大范围撕裂。损伤后,局部毛细血管破裂导致血液渗出,引起组织水肿,压迫周围组织,加重疼痛和功能障碍,损伤后也会产生炎症反应,肌肉损伤后体内会释放炎性细胞因子,导致局部发炎,肿胀和疼痛。这种反应虽然是损伤过程的一部分,但也会引起更多的不适和功能障碍。在肌肉纤维的修复过程中,可能形成瘢痕组织,影响肌肉的柔韧性和功能,增加再次受伤的风险。

综上所述,腓肠肌损伤的发生是多因素共同作用的结果,主要涉及急性外力损伤、过度使用、肌肉疲劳及环境因素。病理机制主要集中在肌肉纤维的物理性损伤及后续的炎症反应、组织修复等方面。

（五）罐法治疗

1.常见疗法

(1)针刺:患者俯卧位,取小腿部承山穴及压痛点垂直皮肤刺入,每 10 min 行针 1 次,30 min 后起针。然后进行中药熏蒸:伸筋草 10 g、海桐皮 10 g、秦艽 10 g、独活 10 g、防风 10 g、木瓜 10 g、乳香 6 g、没药 6 g、红花 6 g、延胡索 20 g、怀牛膝 10 g、桂枝 10 g、生薏苡仁 20 g、艾叶 10 g 等,将上述中药用药袋装好后放入中药熏蒸仪,预热药液后,暴露患者小腿部位,每次熏蒸 30 min,每日 1 次,连续熏蒸 2 周。

(2)先针刺:选择委中、委阳、三阴交、承山、阳陵泉、阴陵泉及阿是穴等穴位,进针后行捻转提插手法,得气后留针 30 min,每日 1 次。然后进行推拿:术者立于患者右侧侧后方,用滚法放松小腿部肌肉,用指腹拿捏小腿三头肌,拇指点按委中、委阳、三阴交、承山、阳陵泉、阴陵泉及阿是穴等穴位,以酸胀为度。再用软组织类手法放松小腿部及腘窝处。每日1 次,每次 30 min。

2.拔罐疗法

(1)选穴:选委阳、承山、三阴交、委中、阳陵泉、阴陵泉、悬钟、阿是穴等穴位(图4-7)。

(2)操作方法:使用罐疗仪时,帮助患者选择合适的体位,先俯卧位操作后方穴位后,选择仰卧操作前方穴位,选取大小适中的罐,选取委中、三阴交、委阳、承山、阳陵泉、阴陵泉、悬钟、阿是穴等穴位,每日 1 次,每次留罐 10～15 min。

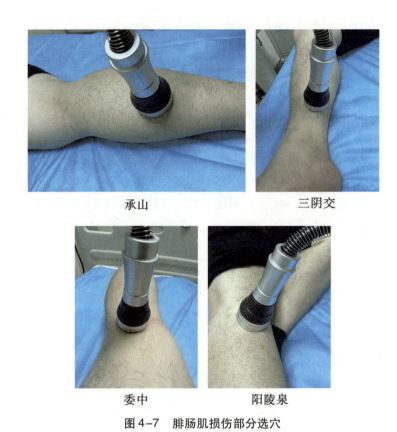

图4-7　腓肠肌损伤部分选穴

(六)注意事项

在腓肠肌损伤初期,适当休息,减少活动,避免加重损伤。初期宜冷敷以减轻肿胀和疼痛,损伤后期可使用热敷促进血液循环和恢复。运动前进行充分的热身运动,其次合理安排运动量避免突然加大训练强度或持续时间,给肌肉足够的适应和恢复时间。同时在运动过程中,要保持正确的运动姿势,选择合适的运动装备,避免不正确的动作导致肌肉受力不均而受伤。

第三节　踝与足部疼痛的罐法治疗

一、踝关节扭伤

(一)疾病概念

踝关节扭伤是指踝关节因受到过度牵拉或扭曲,进而导致关节周围韧带、筋膜等组织的损伤。踝关节周围的韧带主要包括内侧副韧带、外侧副韧带以及下胫腓韧带。内侧副韧带,也被称为三角韧带,它起于内踝,向下呈扇形延伸,最终止于足舟骨、距骨内侧以及跟骨的载距突。内侧副韧带相对较为坚韧,因此不易受损。外侧副韧带则起于外踝,它包括止于距骨前外侧的距腓前韧带、止于跟骨外侧的跟腓韧带以及止于距骨后外侧的距腓后韧带。相比之下,外侧副韧带较为薄弱,因此更容易受到损伤下胫腓韧带,也被称为下胫腓联合韧带,它是胫骨与腓骨下端之间的骨间韧带,对于保持踝穴间距、稳定踝关节具有重要作用。踝关节在背伸位时相对稳定,而在跖屈位时则相对不稳定。踝关节的主要功能是承重和运动。踝关节扭伤可发生于任何年龄段,但以青壮年更为多见,是日常生活中常见的关节损伤之一。

(二)疾病诊断

1.病史　踝关节扭伤通常具有明确的外伤史。

2.诊要

(1)症状:扭伤后,患者会出现踝部疼痛和活动功能障碍。损伤较轻时,可能仅表现为局部肿胀;而损伤较重时,整个踝关节都会肿胀,并伴有明显的皮下积瘀,使皮肤呈现青紫色。患者可能会采取跛行步态,因为受伤的脚不敢用力着地,活动时疼痛会加剧。

(2)体格检查:在检查踝关节时,可以发现局部压痛明显,被动活动会加重疼痛。对于内翻扭伤,外踝前下方会出现肿胀和明显的压痛,若使足部做内翻动作,外踝前下方会发生剧痛。而对于外踝扭伤,内踝前下方会出现肿胀和明显的压痛,若使足部做外翻动作,内踝前下方会发生剧痛。若外侧或内侧副韧带断裂,可以在侧副韧带处摸到凹陷,甚至摸到移位的关节面,此时踝关节会出现异常活动。

(3)辅助检查:X线踝关节检查在一般扭伤情况下多无异常,但部分可见软组织肿胀阴影,此检查主要是帮助排除骨折和脱位。对于严重扭伤疑似有韧带断裂的患者,应进行与受伤姿势相同的内翻或外翻位X线摄片检查。一侧韧带撕裂往往会显示患侧关节间隙增宽,而下胫腓韧带断裂则会显示内外踝间距增宽。MRI检查可以明确诊断韧带损伤或断裂。

(三)疾病解剖

踝部扭伤通常发生在行走、跑步时突然踏在不平的地面上,或者在上下楼梯、走坡路时不慎失足,以及骑自行车、踢球等运动中不慎跌倒。这些意外情况会导致足部过度内翻或外翻,进而造成踝关节韧带受到过度牵拉或扭曲,从而发生损伤,甚至撕裂。

踝部扭伤主要分为内翻扭伤和外翻扭伤两大类。在内翻扭伤中,跖屈内翻扭伤尤为常见。这是因为当踝关节处于跖屈状态时,距骨可以向两侧轻微活动,导致踝关节相对不稳定,从而容易损伤外侧的距腓前韧带。而在单纯的内翻扭伤情况下,外侧的跟腓韧带则更容易受到损伤。相比之下,外翻扭伤的机会较少,因为三角韧带非常坚韧,具有限制踝关节过度外翻的作用。此外,外踝比内踝低 0.5 cm,这也减少了外翻损伤的可能性。然而,在严重情况下,外翻扭伤仍可能引起下胫腓韧带的撕裂以及腓骨下端的骨折。除了韧带损伤,直接的外力打击还可能导致骨折和脱位的发生。

（四）罐法治疗

1. 方案一

（1）选穴：阿是穴。

（2）操作方法：患者取坐位，取阿是穴（即疼痛肿胀处）局部常规消毒，待干燥后，用已消毒的梅花针叩刺数下，血出后，用闪火法迅速加拔小号玻璃罐一个，10 min 后起罐并用消毒干棉球擦净瘀血，并常规消毒。隔日 1 次，5 次为 1 疗程。

2. 方案二

（1）选穴：阳陵泉、阿是穴（图4-8）。

（2）操作方法：先用 75% 的酒精在患足的商丘、丘墟、阳陵泉、太溪、阿是穴作常规消毒，刺入得气后留针 30 min。然后在踝关节肿胀处作常规消毒，用皮肤针重叩至出血，在瘀肿处拔罐 1～2 只，留罐 10 min，每罐吸出瘀血 1～2 mL，起罐后用消毒棉球擦去污血。上述治疗方法 1 次/d，10 次为1 疗程。

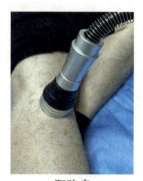

阳陵泉

图4-8　踝关节扭伤部分选穴

（五）注意事项

在扭伤早期，局部宜进行冷敷，而不可热敷，以减轻肿胀和疼痛。在固定期间，应抬高患肢，以促进消肿。早期应避免进行踝关节的内、外翻活动以及下地行走，以免加重损伤。解除外固定后，可以使用黏胶支撑带粘贴，为薄弱的踝关节提供额外的支持和增加其稳定性。之后，可以开始进行踝关节内翻、外翻的功能活动锻炼，以促进康复。在此过程中，务必注意避免反复扭伤，以免形成习惯性踝关节扭伤。

二、跟痛症

（一）疾病概念

跟痛症是指跟骨跖面由于慢性损伤所引起的以疼痛、行走困难为主的病症，常伴有跟骨结节部前缘骨质增生。本病好发于 40～60 岁的中老年人。

（二）疾病诊断

1.病史　本病起病缓慢,通常表现为一侧足跟部的疼痛,且这种疼痛在行走时会加剧。患者可能已有数月或数年的病史。

2.诊要

（1）症状:在晨起后站立或久坐起身站立时,足跟部的疼痛会特别剧烈。然而,行走片刻后疼痛会有所减轻,但如果行走或站立时间过久,疼痛又会再次加重。

（2）体格检查:在专科检查时,可以发现根骨的跖面和侧面有压痛,但局部通常无明显肿胀。若跟骨骨质增生较大,甚至可以触及骨性的隆起。

（3）辅助检查:X线检查多数患者会显示出骨质增生,但临床表现与X线征象并不总是成正比。有些患者虽然有骨质增生却并无明显症状,而有些患者虽然有症状却并无明显的骨质增生。

（4）鉴别诊断:在诊断跟痛症时,需要与足跟部的软组织化脓性感染和跟骨结核进行鉴别。足跟部的软组织化脓性感染虽然也会有跟痛的症状,但局部会出现红、肿、热、痛等明显的炎症表现,严重者还可能出现全身症状。而跟骨结核则多发生于青少年,足跟局部会有微热感,且肿痛的范围较大。

（三）疾病解剖

顽固性跟痛症的病因包括足跟部生物力学异常、体重增加、不正确的运动和久坐不动的生活方式以及许多外部（环境）因素。慢性跖筋膜炎及跟骨骨刺在目前被认为是跟痛症发病的主要病因。

跖腱膜又称为足底腱膜,后窄前宽,向后止于跟骨结节,向前分成5束到各趾的趾腱鞘。足底筋膜在行走维持步态中起重要作用,因为它有助于支撑足弓,并有助于在推进行走过程中重新旋后足部。其中跖筋膜炎与体重的相关性成为共识,并且高体重给非运动人群带来的风险是最高的。跖筋膜炎最常见的原因是跟骨上足底筋膜长期受到牵拉。主流观点认为,跖腱膜炎是由于机械性负荷过重和跖腱膜高张力刺激导致,在静态站姿和活动状态下导致跖腱膜内发生过度张应力。新研究表明,跟骨作为踝关节屈伸获得的"支点",其近端跟腱止点及远端跖腱膜止点应力相对集中,容易出现肌腱末端病,也是顽固性跟痛症的主要病因之一。

（四）病因病机

跟痛症的发生多因老年肝肾不足或久病体虚,导致气血衰少,筋脉懈惰。同时,体态肥胖和体重增加,使得足底部皮下脂肪和跖腱膜的负荷过重。跖腱膜起自根骨结节跖面,向前伸展并止于5个足趾近节趾骨的骨膜上,长期反复受到牵拉。这种慢性劳损或骨质增生会发生在跖腱膜的根骨结节附着处,进而引发局部无菌性炎症刺激,导致疼痛。此外,突然长途行走、长时间站立劳动、足跟损伤后周围软组织的炎症反应,以及鞋底过硬等原因,也可能诱发跟痛症。

（五）罐法治疗

1. 方案一

（1）选穴：小涌泉。

（2）操作方法：患者需仰卧位，对施术区域进行常规消毒处理。术者使用拇指在患者患侧"小涌泉"位置寻找压痛点或条索状物质，随后垂直进针约 20 mm 深；接着在足内侧，照海穴下方 2 寸处施刺第二针，针尖正对"小涌泉"，紧靠跟骨下缘，进针约 15 mm 深；在"小涌泉"正前方大约一横指（以中指宽度为准）的位置施刺第三针，针尖与皮肤呈约 60°角，向"小涌泉"方向斜刺约 20 mm 深；并在该点对应的内踝侧垂直进针施刺第四针，进针约 15 mm 深。对于健侧大陵穴，针尖朝向肘关节，平刺约 10 mm 深。鱼际反应点在鱼际穴向掌内侧平行一横指（以中指宽度为准）处寻找穴位，探查条索状物或压痛点，垂直进针约 10 mm 深，留针 30 min。起针后，在"小涌泉"处进行拔罐操作，留罐 5 min，以轻微出血为佳。治疗应每日进行 1 次，连续治疗 6 d 为 1 个疗程，通常仅治疗 1 个疗程即可。

2. 方案二

（1）选穴：阿是穴。

（2）操作方法：首先对太溪、照海、昆仑、申脉、悬钟、阿是穴等穴位（图 4-9）进行局部消毒，然后实施针刺，根据需要调整针刺的角度和深度以达到最佳效果，采用平和的补泻手法；在针刺得气后，选取 1～2 个穴位，在针上施行温针灸；结束后，令患者休息 3～5 min 后，选取阿是穴，使用梅花针进行重扣，直到穴位出现微红和出血。刺络后进行拔罐，可以通过 2～3 次的反复吸拔，以促进瘀血的排出。

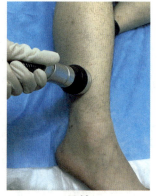

悬钟

图 4-9　跟痛症部分选穴

3. 方案三

（1）选穴：阿是穴。

（2）操作方法：在患者足部最疼痛的区域，也就是 X 线片显示骨刺尖端的位置，使用 0.1% 的利多卡因注射液 1～1.5 mL 进行局部麻醉。针刀插入时，刀口线应与患者足部纵轴保持垂直，针体与足底后侧平面呈 60°，针刀深入至骨刺尖端，进行横向切割和剥离 3～4 次后即可拔针。随后，采用"闪火法"将火罐吸附于针孔处，若能抽出 1～2 mL 的瘀血，则效果更佳。火罐留置 3～5 min 后移除。之后，医生一只手持患者足部进行过度背屈，另一只手的拇指向足背方向推压足弓部位的跖长韧带和跖腱膜，如拉弓弦一般，重复此动作 2～3 次。

（六）注意事项

在跟痛症的急性期，建议患者充分休息，并抬高患肢以减轻症状。即使症状有所好转，也应尽量减少步行，以免加重足部的负担。在日常生活中，患者应选择宽松的鞋子，并确保鞋底柔软，以减少对足底的冲击。为了进一步减轻足底部的压力，可以在患足的鞋内放置海绵垫，这样既能提供额外的缓冲，又能帮助缓解跟痛症带来的不适。

第一节　纤维肌痛

(一)疾病概念

纤维肌痛(fibromyalgia,FM),又名纤维肌痛综合征,是一种长期困扰患者的复杂病症,其核心特征为广泛性慢性疼痛,同时伴有身心多方面的不适。该病与持续性疲乏、睡眠质量下降、认知及身体功能减退,以及心理压力紧密相连。根据国际疾病分类 ICD-11,FM 被界定为慢性原发性疼痛的一种。

FM 是常见于普通人群的第三大肌肉骨骼疾患,全球平均患病率为 2.7%,亚洲为 1.7%。该病女性患病率(4.2%)远高于男性(1.4%),比例约为 3∶1。FM 特征为疲劳、睡眠障碍、情绪问题及多处压痛点。病因尚不明确,可能涉及遗传、环境、神经生物学、心理因素和生活方式等多方面。

(二)疾病诊断

1. 病史　周身广泛疼痛病史。

2. 诊要

(1)症状:FM 的特征是持续存在的、覆盖大范围的痛感,主要累及肌肉骨骼体系,疼痛可能遍布全身,如肩部、背部、颈部、腰部、臀部和四肢区域。患者可能不会主动提及全身的疼痛感受,往往只报告最显著的或主观认为关键的局部疼痛,可能会描述为疑似"椎间盘突出"引发的腰背痛或是"强直性脊柱炎"导致的髋部疼痛,因此询问身体其他部位是否存在疼痛很重要。患者频繁因局部疼痛的就诊行为,实际上可能暗示了更广泛的疼痛分布。疼痛性质多样,常表现为酸痛、尖锐痛、坠痛、冷痛和麻木等,其中以酸痛最为常见。疼痛程度时轻时重,症状严重时会影响患者的情绪和睡眠质量,休息通常无法减轻疼痛。不正确的活动和运动可能会加重疼痛症状。劳累、应激、精神紧张以及寒冷、阴雨天气等都可能加剧疼痛。

许多患者表现出不同类型的疲劳症状,包括身体疲劳(即精力减退或感到疲倦)、认知疲劳(表现为注意力不集中和记忆力减退等)以及情绪疲劳(导致动力减弱)。这些疲劳类型可能同时存在,且程度各有不同,从轻度、中度到重度疲惫均可。大多数患者在清晨醒来后也会感到明显的疲倦。一些患者在进行日常活动如步行、上楼梯、提物等时会明显受限,严重者可能出现劳动能力不足的情况,表现为侵扰性疲劳,导致缺勤、丧失工作机会,甚至无法承担日常家务劳动。

90%的患者存在睡眠障碍,表现为入睡困难、浅睡眠、易醒、多梦以及缺乏恢复性睡眠。其中,缺乏恢复性睡眠的情况尤为突出,即使睡眠质量和时长正常,患者也经常感到休息不足。神经紧张、过度劳累、气候因素等会加剧上述症状。

许多患者出现注意力不集中、记忆缺失、执行力减退等认知症状,被称为纤维雾。抑郁、焦虑、疼痛和睡眠问题可能会对认知症状产生不利影响,但这些因素并不能完全解释所有患者的认知症状。患者经常表现出情绪低落、烦躁、易怒,对自身病情过度担忧,甚至出现严重的焦虑和抑郁。此外还可能出现眩晕、阵发性头晕、记忆力下降等症状。头痛是 FM 的常见症状,通常表现为整个头部或枕部的压迫性钝痛,偏头痛也较为常见,但并无任何神经系统异常的客观证据支持;这种头痛通常是由颈部肌肉紧张引起的,也可能是由于头颈部的压痛点引起的。

患者经历着广泛多样的临床症状,这些症状不仅在不同个体间差异显著,且在同一患者的不同阶段也有所变化。消化系统问题,如消化不良、腹部疼痛以及便秘与腹泻的交替出现,是常见症状,这可能是肠易激综合征的表现。泌尿生殖系统症状也颇为常见,包括无感染情况下的尿急、痛经或外阴前庭炎,有时导致性交不适。晨起僵硬感,通常持续不到 60 min,是另一常见症状。自主神经功能紊乱在患者中普遍存在,且与病情严重性相关,表现为低热、口干、眼干、视力模糊、畏光以及雷诺现象。超过30%的患者经历下肢不适,表现为不宁腿综合征。患者常感到身体不稳定或行走蹒跚,尤其在长时间站立后。对环境的温度、湿度和气流异常敏感,导致怕风、怕凉,遇冷风或低温时感到不适和疼痛,因此偏好穿着较多衣物。20%～30%的患者有四肢、手或躯干感觉异常,通常被描述为刺痛感或针刺感。

(2)体格检查:与其他风湿病不同,体格检查可以发现特定部位的压痛点对压力极为敏感,尤其在女性患者中更为明显,此外,FM 没有明显的其他临床表现。不过无论是否患有 FM,大多数人的这些部位往往比其他部位更易出现压痛。1990 年美国风湿病学会(American College of Rheumatology,ACR)诊断标准描述了易于压痛的 9 个压痛点部位,包括枕骨下肌肉附着点处两侧、两侧斜方肌上缘中点、第 5～7 颈椎横突间隙前面的两侧、两侧肩胛棘上方近内侧缘的起始部、两侧肱骨外上髁远端 2 cm 处、两侧第 2 肋骨与软骨交界处的外上缘、两侧臀部外上象限、臀肌前皱襞处、两侧大转子后方和两侧膝内侧脂肪垫关节皱褶线的内侧。

(3)辅助检查:①目前,FM 的诊断仍缺乏特异性的客观检查或生物标志物。常规的血液检查,包括血常规、血生化、肌酶、红细胞沉降率(ESR)、C 反应蛋白(CRP)、类风湿因子(RF)、抗核抗体(ANA)及抗环瓜氨酸肽(anti-CCP)抗体等指标在 FM 患者中通常表现为正常,这有助于与其他风湿性疾病进行鉴别诊断。尽管这些检查结果正常,但它们对于排除其他可能的疾病,尤其是风湿性疾病,具有重要的临床价值。②功能性磁共振成像检查可发现大脑部分区域激活反应异常,以及相互之间的纤维联络异常,但目前不能用于临床诊断。

（4）鉴别诊断：本病应与强直性脊柱炎、类风湿关节炎、未分化结缔组织病、骨关节炎、风湿性多肌痛、肌筋膜疼痛综合征、骨质疏松症、骨软化症等疾病相鉴别。

FM 病因尚不明确，可能涉及遗传、环境、神经生物学、心理因素和生活方式等多方面。其诊断核心挑战在于生物标志物的缺失，换言之，其诊断主要依赖于临床症状的呈现。虽然体格检查在确诊 FM 方面作用有限，且其诊断准确性和一致性欠佳，但对于筛查出可能引起疼痛与疲劳的其他潜在疾病来说，却是不可或缺的步骤。FM 缺乏特异性病理改变，确诊需要依赖详尽的病史采集，捕捉那些广泛分布的长期疼痛信号，如伴随身体不适、疲乏、睡眠质量下降、晨起僵硬感及情绪障碍。当常规体检与实验室检测未能揭示具体器质性疾病时，FM 的可能性应被高度关注。当前广泛认为，FM 是一种需要积极诊断而不是排他性诊断的疾病。

（三）疾病解剖

本病一般无器质性改变，与健康人群相比，FM 患者脑脊液中检测到 P 物质水平升高；参与疼痛调节的大脑区域（包括伏隔核、杏仁核和扣带回背侧）的 μ–阿片受体可用性较低，脑脊液中的阿片受体水平较高；此外，FM 患者体液中去甲肾上腺素能和 5–羟色胺能神经递质的水平下降；疼痛刺激过程中脑多巴胺能活性减弱。此外，研究表明，FM 的发病与小神经纤维功能障碍、免疫系统激活、伤害性通路的兴奋性、感染以及神经内分泌变化等因素密切相关。

（四）罐法治疗

1. 方案一

（1）选穴：双侧肺俞、肝俞、脾俞、肾俞和阿是穴（图 5-1）。

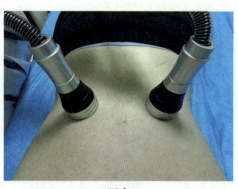

肝俞

图 5-1　纤维肌痛部分选穴

（2）操作方法：将羌活 30 g、威灵仙 30 g、艾叶 30 g、红花 30 g、乳香 30 g、没药 30 g、伸筋草 30 g、鸡血藤 30 g、路路通 30 g，加水 1000 mL，常规煎煮后，将竹罐放入药液中煮沸 5 min。用镊子夹出竹罐，迅速消毒毛巾擦拭罐口药液，待温度适宜后吸附在双侧肺俞、肝俞、脾俞、肾俞和阿是穴处,保留罐并置放 10 min,每日 1 次。治疗期间辅以心理干预,包括帮助患者减轻紧张与焦虑情绪,听舒缓的音乐,进行规律户外有氧锻炼。

2. 方案二

(1)选穴:双侧夹脊穴。

(2)操作方法:患者在背部涂抹凡士林后接受走罐治疗,主要集中在双侧夹脊穴部位。治疗时以皮肤充血潮红为标准,每隔 3 d 进行 1 次。

3. 方案三

(1)选穴:大椎到长强穴。

(2)操作方法:使用中号玻璃火罐从大椎到长强进行缓慢柔和的走罐,以皮肤潮红、患者可忍受、感觉舒适为标准,每次持续 5 min。每天进行 1 次,连续进行 6 次为 1 疗程,总共进行 2 个疗程。

4. 方案四

(1)选穴:阿是穴。

(2)操作方法:操作者应佩戴无菌手套,对操作区域进行常规消毒。双手分别持火针和酒精灯,在阿是穴上方约 5 cm 处,将火针倾斜 45°,放入酒精灯火焰外焰中。等待部分针身和针尖烧至白亮后,迅速垂直刺入施术部位,然后在刺入处吸附适合的火罐,留罐 8 min。取下火罐后,擦拭针孔处的血迹并消毒。

5. 方案五

(1)选穴:督脉大椎穴至腰阳关穴连线,两侧膀胱经大杼穴至关元俞穴连线。

(2)操作方法:使用罐疗仪时,涂抹润滑剂在背部督脉大椎穴至腰阳关穴连线上,以及两侧膀胱经大杼穴至关元俞穴连线上。选择内径为 4.5 cm 的 3 号玻璃罐,走罐时应控制吸拔力度为同等条件下的 1/3 至 1/2。操作时,掌心应贴近罐底,五指握住罐体,轻轻提起并沿着大椎至腰阳关、大杼至关元俞上下走动。刺激程度应由患者耐受能力和皮肤潮红程度来衡量,操作时间为 5 min,每周进行 2 次走罐。

(五)注意事项

1. 皮肤损伤　对于有皮肤损伤、疹子或溃疡的患者,禁止进行拔罐治疗,以免加重皮肤病情。

2. 出血倾向　患有出血倾向性疾病的患者,如血小板减少症、血液疾病等,不适合进行拔罐治疗,以避免加重出血情况。

3. 孕妇禁忌　孕妇在孕期应避免进行拔罐治疗,以保护胎儿的健康。

4. 感染性疾病　患有感染性疾病的患者,如传染病、皮肤感染等均禁止进行拔罐治疗,以免病情恶化。

5. 严重疾病禁忌　严重的肝肾功能不全、心脏疾病、高血压、严重贫血等内科疾病患者禁止进行拔罐治疗。

第二节　肌筋膜炎

(一)疾病概念

　　肌筋膜炎(myofascial pain syndrome,MPS)是一种慢性疼痛综合征,主要出现在肌肉、筋膜或相关软组织中,可能伴随情绪障碍或功能障碍。MPS 的特征包括肌筋膜触发点(myofascial trigger point,MTrP)和筋膜收缩,这些触发点对刺激敏感,导致局部疼痛和牵涉痛。MPS 可能单独发生,也可与其他疾病共存。术语"肌筋膜疼痛"最早由 Travell 博士于 1952 年提出,之后 MPS 也称为肌筋膜炎、肌筋膜纤维炎、肌炎、纤维肌炎、肌肉劳损和肌筋膜综合征。

　　MPS 尚无统一的诊断标准,这导致了流行病学研究估计值的差异。大部分数据显示 MPS 通常与肌肉骨骼疼痛相关,常见于各个年龄段但更常见于老年人、运动员、重体力劳动者和长时间坐姿的人群。据估计,30.0% ~ 93.0% 的肌肉骨骼疼痛患者同时患有 MPS,约 46.1% 的患者在体检中发现激活性 MTrP。临床研究显示,至少 40.0% 的骨骼肌疼痛综合征主要是由于激活肌肉中的触发点所致。MPS 好发部位为颈部、肩部和背部,由触发点引起的慢性疼痛患病率逐年增加。MPS 患者表现为持续性疼痛随着年龄增长,活动范围不断减小。

(二)疾病诊断

　　1.病史　部分患者有程度不等的外伤史。肌肉、筋膜受损伤后,未及时治疗或治疗不彻底,留下隐患,迁延日久而致病。不少患者虽没有明显急性外伤史,但因长时间坐班少活动;或因工作姿势不良,长期处于单一的特定姿势;或因工作紧张,持续性负重,过度劳累等,迁延日久而致病。

　　2.诊要

　　(1)症状:本病疼痛特点主要表现为局部酸胀痛,有时伴随烧灼痛、跳痛、麻木和感觉异常。疼痛可能持续存在,也可能是阵发性的。寒冷、疲劳和肌肉过度使用可加剧疼痛,而轻度活动和热敷可减轻疼痛。自主神经功能障碍可能伴有相应节段性出汗、畏寒、面色苍白、轻微水肿和竖毛活动等症状。本体感觉会出现头晕、耳鸣、举起物体时感觉不平衡和重量感障碍。这种情况常见于头颈部 MPS。长期 MPS 可能导致患者频繁就诊,导致抑郁,尤其在精神紧张的患者中更为常见。反之,抑郁可能降低痛阈,加剧疼痛,形成恶性循环。患者常因夜间疼痛和早晨疼痛而导致睡眠质量下降。

　　(2)体格检查:有触发点的肌肉在检查时会因疼痛而限制伸展,但无肌肉萎缩。触诊时,这些肌肉由一组紧张的肌纤维组成,敏感且持续僵硬。肌肉痉挛是肌肉不自主收缩的一种,与仅限于局部肌纤维的肌张力带不同,压痛可能会扩散到整个肌肉。MTrP 是一个小而敏感的压痛区域,出现在可触及的拉紧带中,在压迫或针灸过程中可自发引起远处区域的疼痛。每个触发点都对应特定的牵涉疼痛区域。局部压迫引起局部疼痛,而非牵涉痛。与 MTrP 相关的韧带上的肌纤维可能会暂时收缩,当在刺激点进行适当的弹拨触诊或针灸时,触发带的肌纤维通常会出现局部抽搐反应。

(3)辅助检查:本病目前没有公认的、明确的实验室参考标准。影像学检查,如 X 线、计算机断层扫描、超声或磁共振成像,可以帮助确定肌肉组织和肌筋膜的位置、形状、大小、深度、弹性、结节和钙化点。其中,超声和磁共振成像的研究较为常见。红外热成像有助于评估组织血流、组织代谢和温度变化。亦可借助专用工具测量局部肌筋膜的弹性。

(4)鉴别诊断:本病应与纤维肌痛、慢性疲劳综合征、多发性肌炎等疾病相鉴别。

(三)疾病解剖

肌筋膜疼痛和 MTrP 形成的机制仍不清楚。Mense 等学者提出,MTrPs 可能是由运动终板处乙酰胆碱的异常增加引发的,导致一致的肌肉收缩,这可能在局部急性或慢性超负荷产生的创伤/微创伤条件下增强。持续的肌肉收缩反过来又增加局部能量消耗和局部缺血。这些变化可能通过增强伤害性物质(包括 P 物质、降钙素基因相关肽和促炎细胞因子)的局部释放而诱发疼痛或疼痛超敏反应。这些物质有时会扩散到邻近的脊髓节段并引起以 MTrPs 为特征的牵涉性疼痛。中枢痛敏化可增加神经元的兴奋性,扩大神经元感受野,引起难治性牵涉痛。另外,Stecco 等学者提出,肌肉筋膜(一种结缔组织)在超负荷和损伤下可能会发生病理变化,导致肌肉的生物力学变化,最终导致肌肉收缩力和灵活性的降低。上述炎症变化可能会加剧病理变化,导致疼痛或增强疼痛。肌筋膜的病理变化可能与肌原纤维、成纤维细胞和细胞外基质的异常变化有关。

(四)罐法治疗

1.方案一

(1)选穴:阿是穴、膈俞、天宗。

(2)操作方法:选择阿是穴、膈俞、天宗这三个穴位。患者采取俯卧位,进行常规皮肤消毒。使用一次性圆利针,按照阿是穴、膈俞、天宗的顺序,首先定位肩背部的阿是穴,消毒后将针尖对准痛点,距穴位 1 ~ 2 cm 处迅速刺入针破皮,入针后顺时针做圆圈状深入,再行针提插至局部酸胀感。运针时采用平补平泻手法,间歇运针 3 min。出针时使用方形退针法,再用拇指按揉痛点至患者感到酸胀感为度。每个穴位和痛点按照上述方法操作 6 次,每次操作时长为 3 ~ 5 min,不保留针头。手法结束后,进行局部拔罐 2 ~ 3 min,如有出血,则用无菌棉球或无菌纱布块轻压 1 min 后消毒。2 d 后复诊,根据痛点分布情况再次进行治疗。

2.方案二

(1)选穴:膀胱经第一侧线穴位以及斜方肌、背阔肌区域的敏感点。

(2)操作方法:准备所需的无菌针灸针和电针治疗仪。让患者采取俯卧姿势,主要穴位包括肺俞、天宗、脾俞、肾俞、大肠俞、委中和阿是穴,辅助穴位为腰阳关、命门和大椎

（图 5-2）。进行常规消毒后，采取单手捻转或提捏进针技巧施针。当患者感受到酸、麻、胀、重等气感反应时，即停止进针。接着，将电针治疗仪设定治疗时长为 30 min，每 2 d 进行 1 次治疗，总共进行 10 次。准备不同规格的罐（1 号罐外径 7.5 cm，2 号罐外径 6.5 cm）。患者继续保持俯卧姿势，选取膀胱经第一侧线穴位以及斜方肌、背阔肌区域的敏感点，使用易罐吸附在这些部位。治疗师采用牵拉和抖动手法，持续作用 10 min 后，指导患者站立，自行进行颈部和腰部的前屈后伸、左右旋转以及扩胸运动，动作要缓慢进行，幅度逐渐增加。根据拔罐部位皮肤的红润程度，设定拔罐时间为 10 min，同样按照每 2 d 1 次的频率进行治疗，总共进行 10 次。

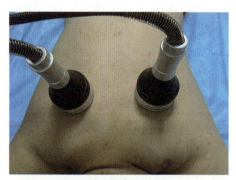

天宗

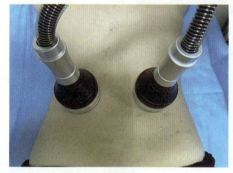

肾俞

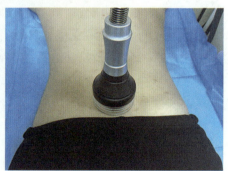

腰阳关

图 5-2　肌筋膜炎部分选穴

3. 方案三

（1）选穴：肩背阿是穴。

（2）操作方法：取 30 g 羌活、30 g 防风、30 g 葛根、24 g 红花、20 g 川芎、24 g 生川乌、24 g 桂枝。随后，将以上中药材浸泡在 95% 医用酒精中，浸泡持续 15 d。之后进行过滤，得到中药乙醇提取液。将中药乙醇提取液与蓖麻油按 1∶1 的比例混合，制成中药搽剂备用。患者取俯卧位，充分暴露肩背皮肤，取 20 mL 中药搽剂涂抹于患者肩背阿是穴。使用止血钳夹住点燃的 95% 浓度酒精棉球，迅速伸入玻璃罐内旋转 1～2 周后迅速取出，将火罐迅速扣在施罐部位使其稳固吸附于体表。在一侧罐口用力，在患者肩背部进行往返推移,走罐时间约 10 min,直到施罐部位的皮肤变红、充血或出现瘀斑时,将罐起下。每周进行 1 次,连续治疗 2 周。

4.方案四

(1)选穴:阿是穴。

(2)操作方法:选择规格为 0.5 mm×50 mm 的一次性刃针进行治疗。术者左手持酒精灯,右手持刃针,将刃针针尖移至酒精灯中加热至烧红状态。然后迅速将针尖刺入治疗部位 7.5～12.5 mm 深处,当针尖透过筋结点后迅速出针。在火刃针操作过程中,助手位于术者旁边协助。每个治疗点完成后,选择合适规格的火罐迅速进行拔罐,留罐时间为 10 min。取罐时,一只手按压罐体一侧使罐面向一侧稍倾斜,另一只手用棉签抵住罐口边缘与患者皮肤交界处,顺势撬开罐口让空气进入罐内,然后迅速将罐取下。使用消毒棉签擦拭干净血迹后,再用碘伏进行常规消毒。治疗方案为隔天治疗 1 次,3 次为 1 个疗程,共治疗 2 个疗程。首个疗程结束后休息 2 d。

(五)注意事项

对于有出血倾向或凝血功能障碍的患者,如血小板减少症或血友病患者,拔罐可能增加出血风险,因此不宜使用。皮肤有感染、炎症、溃疡或开放性伤口的部位不宜进行拔罐,以免加重病情或导致感染扩散。孕妇在怀孕期间,尤其是在腹部和腰骶部,应避免拔罐,以免影响胎儿。此外,对于有严重心脏病、高血压、严重肝肾功能障碍或恶性肿瘤的患者,拔罐治疗可能加重病情或影响治疗效果,应慎用或避免。对于有精神障碍、认知障碍或无法配合治疗的患者,拔罐也应慎用。在考虑拔罐治疗时,医师必须确保诊断正确,与类风湿性关节炎等其他疾病进行鉴别,避免误诊和不当治疗。

第三节　类风湿性关节炎

(一)疾病概念

类风湿性关节炎(rheumatoid arthritis,RA)是一种自身免疫疾病,主要表现为侵蚀性关节炎症,可在任何年龄发生。目前尚不清楚 RA 的发病机制,其基本病理特征是滑膜炎,随后导致关节软骨和骨头损坏,最终导致关节变形和功能丧失。RA 还可能导致其他并发症,如肺部疾病、心血管疾病、恶性肿瘤、骨折和抑郁症。流行病学调查显示,在中国,RA 的患病率约为 0.42%,患者总数约为 500 万,男女比例约为 1∶4。随着 RA 患者病程的延长,残疾率也随之升高。我国 RA 患者在病程 5～10 年、10～15 年及 ≥15 年的致残率分别为 43.5%、48.1% 和 61.3%。除造成患者身体功能、生活质量和社会参与度下降外,RA 还给患者家庭和社会带来巨大的经济负担。

（二）疾病诊断

1.病史　研究显示,我国 RA 患者平均在 46.15 岁出现关节症状,平均确诊年龄为48.68 岁。病情和病程具有异质性,可表现为单关节炎至多关节炎。

2.诊要

（1）症状:典型表现为关节炎,不同程度的疼痛肿胀,可能伴活动受限,晨僵长达 1 h以上。

关节外表现:RA 不仅影响关节,其触角还延伸至多个内脏器官,引发一系列复杂症状。肺部健康首当其冲,间质性肺病作为 RA 最常见的关节外表现,影响着约 14.7% 的中国 RA 患者。肺内可见类风湿结节、胸腔积液,需与感染、结核、肿瘤等疾病区分开来。皮肤上,类风湿皮下结节,尤其在易摩擦部位,成为 RA 的标志性特征,与疾病活动性密切相关。溃疡、指/趾端坏疽等皮肤并发症源于血管炎的继发效应。神经系统受累,如卡压综合征、寰枢椎半脱位等,源于 RA 增生滑膜的压迫。眼部,活动性 RA 可引发巩膜炎、角膜溃疡、虹膜睫状体炎等,干燥综合征常伴发。心血管系统,RA 是冠状动脉疾病独立风险因素,心包积液虽少见,但须警惕。血液系统,贫血与 RA 活动性相关,费尔蒂综合征（Felty syndrome）表现为白细胞、血小板计数下降,脾大,抗核抗体阳性。肾脏方面,RA 虽少直接损害,但可合并 IgA 肾病、膜性肾病,长期未控制的 RA 可能引发肾淀粉样变性,药物性肾损伤亦需关注。干燥综合征,表现为口眼干,抗 SSA/SSB 抗体阳性,高球蛋白血症,是 RA 患者常见并发症。骨质疏松,炎症、制动、生活方式因素及药物使用,共同增加了 RA 患者骨折风险,须谨慎使用糖皮质激素,以防多部位骨折。

（2）体格检查:主要受累部位包括近端指间关节、掌指关节、腕、肘、肩、膝、踝和足趾关节,通常呈对称性;亦可累及颈椎、颞颌关节、胸锁和肩锁关节。长病程患者可出现关节畸形,如腕关节强直、肘关节伸直受限、掌指关节尺侧偏斜、手指的"天鹅颈"和"纽扣花"畸形等。严重者关节周围肌肉逐渐萎缩导致功能进一步丧失,生活不能自理。

（3）辅助检查:①血常规、红细胞沉降率（ESR）及 C 反应蛋白（CRP）、类风湿因子（RF）与抗环瓜氨酸肽（anti-CCP）抗体是最具辨识度的标志性自身抗体,广泛应用于临床。此外,抗角质蛋白抗体（AKA）、抗核周因子（APF）、抗突变型瓜氨酸波形蛋白（MCV）抗体、抗氨甲酰化蛋白（CarP）抗体以及抗葡萄糖-6-磷酸异构酶（GPI）抗体,在 RA 的诊断中亦显示出一定的临床价值。②X 线可以评估 RA 患者关节骨质状况,追踪病情进展,特别是骨结构的变化;超声技术能有效探测 RA 关节的滑膜增厚、炎症、积液、肌腱炎、腱鞘炎、滑囊炎及骨侵蚀等多样病变,尤其在早期骨侵蚀检测和滑膜炎症识别方面表现出色,显著提升 RA 的诊断准确率;MRI 不仅能够识别滑膜炎和骨侵蚀等 RA 典型病变,还能探测早期炎症标志——骨髓水肿,为 RA 的早期诊断、疾病活动性判断和预后评估提供有力支持。

（三）疾病解剖

滑膜炎性病变是类风湿性关节炎的主要病理改变,对于滑膜的解剖学和组织学的理解是作为 RA 的病理生理讨论的基础。滑膜是关节囊的内层,淡红色,平滑闪光,薄而柔润,由疏松结缔组织组成。关节腔内的所有结构,除关节软骨、半月软骨板以外,即便是通过关节腔的肌腱、韧带等均全部为滑膜所包裹。滑膜分泌滑液,在关节活动中起重要作用。正常滑膜分为两层,即薄的细胞层(内腔层)和血管层(内膜下层),是血管丰富的关节囊内膜,贴附于非关节面部分,覆盖于关节囊内的骨面上,不在软骨面上,此部分称为边缘区或"裸区"。滑膜呈粉红色,光滑发亮、湿而润滑,有时可见绒毛,内含胶原性纤维。滑膜细胞有 A、B 两型。巨噬细胞样 A 型细胞表面有丝状伪足+浆膜内陷、囊泡、线粒体、溶酶体、胞浆纤维和高尔基体,具有吞噬功能;B 型细胞缺少此种特征,但含有高浓度的内质网,具有合成包括酶在内的蛋白质。其功能是分泌透明质酸,内膜下层含有泡沫组织,有脂肪细胞、成纤维细胞、巨噬细胞和巨大细胞,与滑膜平行的有弹性纤维,能防止滑膜的皱襞形成。

过度增生的滑膜即所谓的"血管翳",侵犯周围组织,导致软骨破坏和关节间隙的狭窄。如果不及时治疗,慢性类风湿性关节炎会影响关节、肌腱、黏液囊,使其粘连甚至导致严重的肢体畸形、继发性骨关节炎。

(四)罐法治疗

1. 方案一

(1)选穴:督脉和膀胱经。

(2)操作方法:在常规消毒后,对关元、气海、足三里(双侧)、大椎、肾俞(双侧)这些穴位施行针灸疗法。首先使用 1.5 寸毫针进行针刺,实施平补平泻手法,使各穴位产生酸痛疼胀的刺激感,保持 5 min。随后,在针柄上点燃约 2 cm 的艾炷,对各穴位进行灸治 1 壮。为防止烫伤,可以在穴位周围垫一张软纸片,患者会感到局部温热程度逐渐上升,达到稍微烫的感觉。在软纸下再垫一小纸片,直至艾炷燃尽,局部皮肤泛红即可。完成温针刺后,涂抹一层凡士林在背部作为介质,通过火罐疗法刺激督脉和膀胱经,沿着导引线缓慢往返推动火罐,直至拔除部位的皮肤呈现红润、充血,甚至出现瘀斑。此疗程每日进行 1 次,连续进行 10 次。

2. 方案二

(1)选穴:合谷、曲池、足三里、外关、三阴交、阴陵泉等。

(2)操作方法:对合谷、曲池、足三里、外关、三阴交、阴陵泉等穴位进行按摩 5 min,然后使用消毒后且大小适宜的玻璃罐,迅速拔罐在选中穴位上,留罐时间 10～15 min 后拔除罐。每隔 3 d 进行 1 次拔罐疗法,每周 2 次。在拔罐疗法基础上,结合中药熏洗。药物组成为淫羊藿 30 g,独活 21 g,伸筋草、防风、鸡血藤、生黄芪、透骨草各 20 g,羌活 19 g,生川乌 15 g,防己 12 g,乳香 11 g,蜂房 9 g,乌梢蛇 8 g,生马钱子 5 g。对于上肢疼痛者,增加姜黄、桂枝各 10 g;腰部疼痛者,增加桑寄生、狗脊、杜仲各 15 g;足膝疼痛者,增加薏苡仁、牛膝各 10 g。将所有中药浸泡 2 h 后,煮沸 10 min,将患处浸泡于熏蒸的药汤中,覆盖患部使用毛巾,进行充分熏蒸,待药汤冷却至可接受的温度后,浸洗受影响的肢体,并使用毛巾热敷 20 min,每天 2 次,连续干预 4 周。

3. 方案三

(1) 选穴:阿是穴(患者疼痛局部显露的浅表细络)。

(2) 操作方法:根据患者局部疼痛部位选择穴位,针对手指关节疼痛选择合谷、八邪、后溪等穴位,腕关节疼痛选取支沟、外关、阳池等,膝关节问题使用内外膝眼、阳陵泉、阴陵泉、鹤顶、膝阳关等穴位,肩关节选用肩髃、肩髎、天宗、肩井等穴位,肘关节选择曲池、尺泽、手三里等穴位(图5-3)。根据辨证需要,可以加用膈俞、血海、丰隆等穴位。操作时需规范消毒并采用指刺法。采用平补平泻法,要求患者感觉有酸胀麻木得气后,进行针刺,针刺半分钟后保持针灸 30 min。之后,针对患者疼痛局部显露的浅表细络,进行散刺。操作者需佩戴一次性无菌手套,一只手固定刺络部位,另一只手持三棱针,快速刺入放出血液,然后将抽气罐放在出血点上,抽出适量空气,10 min 后取罐,使用无菌纱布清理血块和渗出物,再次清洁消毒患者皮肤。每周治疗 5 次,休息 2 d,共进行 4 周疗程。

4. 方案四

(1) 选穴:阿是穴。

(2) 操作方法:基于痛点按经络取穴,配合脾俞、肾俞、肝俞、关元、气海、阳陵泉、足三里等穴位(图5-3)。根据患者疼痛部位及证型的不同,辨证取穴,上肢可选配肩髃、阳池、合谷、外关、阳溪、腕骨等穴位;背部可选华佗夹脊穴、身柱、秩边、腰阳关、次髎等穴位;下肢可选穴犊鼻、内膝眼、鹤顶、梁丘、血海、昆仑等穴位。使用 75% 酒精进行皮肤消毒后,使用 0.3 mm×40 mm 的不锈钢毫针进行捻转提插手法针刺,得气后施灸于穴位。将长 2 cm 的艾条插入针柄点燃,使其距皮肤 3 cm 左右,确保局部温热感适中,使用厚纸板隔垫皮肤以防止灼伤,在艾柱燃尽后除去灰烬,每次灸 3 壮毫针完全冷却后再取针,以防止烫伤。完成温针灸后,使用三棱针在阿是穴点刺出血,然后施行火罐疗法,每次留罐 10~15 min,起罐后用无菌干棉球擦拭局部血迹,然后贴上创可贴以预防感染和出血。治疗间隔 3 d 进行 1 次,连续治疗 12 d 为 1 个疗程,继续进行 3 个疗程。

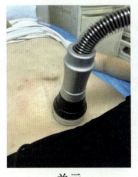
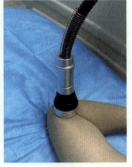

关元　　　　　　　　曲池

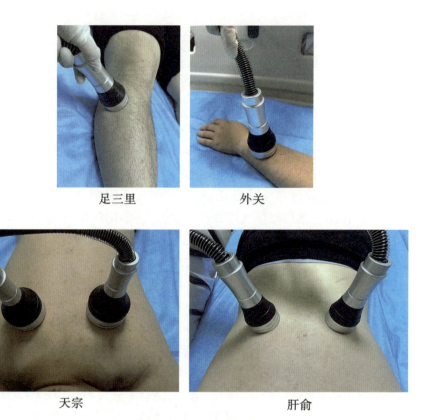

足三里　　　　　　　　　外关

天宗　　　　　　　　　　肝俞

图5-3　类风湿性关节炎部分选穴

(五)注意事项

1.出血倾向疾病　有出血倾向的疾病如血小板减少症、白血病、过敏性紫癜等禁用拔罐。

2.皮肤和血管问题　新伤骨折、瘢痕、恶性肿瘤局部、静脉曲张、体表大血管处、局部皮肤弹性差者禁用。

3.女性特殊时期　妇女月经期下腹部慎用,妊娠期下腹部、腰骶部、乳房处禁用。

4.身体虚弱状态　大出血、过饱、大汗、大渴、过饥、酒醉和过劳等情况禁用。

5.特殊部位　对于 RA 患者而言,由于关节可能已经存在炎症或损伤,拔罐时应避免直接在关节上操作,尤其是肿胀或疼痛明显的关节。

6.感染风险　如果 RA 患者存在皮肤感染或溃疡,应避免在受影响区域进行拔罐,以防止感染扩散。

第四节　骨质疏松症

(一)疾病概念

骨质疏松症(osteoporosis,OP)是一种影响全身骨骼的疾病,其特征在于骨量减少、骨微结构受损和骨骼脆性增加,这些因素共同导致易发生骨折,尤其是在轻微创伤或日常活动中。通常被称为"无声的疾病",因为在早期往往没有明显症状,但随着病情恶化,患者可能出现关节或肌肉疼痛、身高减少、体态改变,甚至是轻微跌倒后骨折的情况。骨质疏松症的定义和概念涵盖了骨量、骨密度、骨微结构和骨骼脆性等关键方面。

根据 2021 年国际骨质疏松基金会(International Osteoporosis Foundation,IOF)的报告,全球每 3 秒就会发生 1 例骨质疏松性骨折,约 50% 的女性和 20% 的男性在 50 岁后会遭遇第一次骨质疏松性骨折,而 50% 的初次骨质疏松性骨折患者可能会再次发生骨折;女性骨质疏松性椎体骨折再骨折的风险是未发生椎体骨折的 4 倍。骨质疏松性骨折可能导致剧烈疼痛和严重伤残,尤其是髋部和椎体的骨质疏松性骨折会显著缩短患者的预期寿命。长期卧床会导致死亡率高达 20%,永久性残疾率也可达 50%。

(二)疾病诊断

1.病史　骨质疏松症要发生在老年人群中,尤其是绝经后的女性,常常有周身游走性疼痛的病史。

2.诊要

(1)症状:①疼痛,尤其是腰背部疼痛,可能扩散至脊柱两侧,活动或负重时加重,休息后缓解。夜间或清晨疼痛可能更明显。②身高缩短与驼背,椎体压缩性骨折可能导致身高变矮、脊柱后弯(驼背),严重时影响心肺功能。③骨折,轻微外力(如跌倒、咳嗽)即可引发脆性骨折,常见于髋部、脊柱、腕部等部位,愈合较慢且易复发。④乏力与活动受限,易疲劳,负重能力下降,可能伴随肌肉痉挛(如夜间小腿抽筋)。⑤其他症状,呼吸功能下降(胸廓变形导致胸闷、气短);牙齿松动(颌骨骨量减少);皮肤褶皱处易出现瘙痒或感染(长期卧床者需防褥疮)。

(2)体格检查:以腰背部疼痛多见,也可出现全身骨痛,疼痛多为弥散性,没有固定的痛点。疼痛通常在姿势改变时、长时间行走后、夜间或负重活动时加重,甚至出现活动受限。脊柱变形严重或骨质疏松引起的椎体压缩骨折可导致身高变矮、驼背等脊柱畸形,甚至影响心肺功能。严重的腰椎压缩骨折也会牵连到腹部脏器,出现便秘、腹胀等。

(3)辅助检查:①主要指标为血尿常规,肝肾功能,血钙、磷、碱性磷酸酶等,此外红细胞沉降率、性腺激素、血清 25-羟基维生素 D、甲状旁腺激素、24 h 尿钙和磷、甲状腺功能、皮质醇、血气分析、血尿轻链、肿瘤标志物、放射性核素骨扫描、骨髓穿刺或骨活检、Ⅰ型骨胶原氨基末端肽(P1NP)和Ⅰ型胶原羧基末端肽(S-CTX)等也可以辅助诊断。②X 线检查可以准确确定骨折的位置、类型、移位方向和程度,对骨折的诊断和治疗至关重要。除了显示骨折情况外,X 线片还能显示出骨质疏松的迹象。CT 扫描通常用于评估骨折的程度、碎片情况、椎体的压缩情况,以及椎体周围壁是否完整,同时还能观察椎管内的压迫情况。MRI 检查常用于评估椎体压缩性骨折的愈合情况,确定引起疼痛的椎体问题,检测潜在的骨折,并进行其他鉴别诊断。③对于疑似患有骨质疏松症的患者,建议进行骨密度检查。双能 X 射线吸收法(DXA)是世界卫生组织推荐的骨质疏松症评估方法,也是公认的骨质疏松症诊断的"金标准"。

(三)疾病解剖

骨质疏松症的发病机制在于骨吸收和骨形成之间的失衡。通常情况下,这两个过程是协调进行的,以维持骨骼的强度和功能。然而,在骨质疏松症中,这种平衡被破坏,导致骨量减少和骨骼变得脆弱。在骨质疏松症中,破骨细胞的活性增加,使得骨吸收过程过度活跃。破骨细胞通过释放酸性物质和酶来分解骨基质,释放钙和磷等矿物质。这种增加的骨吸收不仅减少了骨量,还破坏了骨微结构,降低了骨骼的力学性能。相反,成骨细胞的活性在骨质疏松症中通常降低。成骨细胞负责合成和矿化骨基质,形成新的骨组织。然而,成骨细胞的活性容易受到多种因素的抑制,比如雌激素缺乏、慢性炎症和某些药物。这导致骨形成减少,无法弥补因骨吸收而失去的骨量。骨质疏松症不仅对骨量产生影响,还破坏了骨微结构。在松质骨中,骨小梁的厚度和数量减少,导致骨骼的孔隙度增加和抗压缩能力降低。在皮质骨中,骨皮质变薄,骨层和骨板的排列变得不规则,从而降低了骨骼的抗弯曲和抗扭转能力。

(四)罐法治疗

1. 方案一

(1)选穴:督脉(大椎至长强)。

(2)操作方法:将点燃的艾炷放置于火龙罐内,并妥善固定。等待火龙罐底部变温后方可开始操作。患者取俯卧姿势,将背部疼痛区域充分暴露。在操作区域上涂抹艾草油。患者仍保持俯卧姿势,双手持点燃艾炷的火龙罐,在督脉(大椎至长强)区进行补法的上下往复,采用正反旋转手法移动火罐,每分钟 30 次,约 2 min。督脉区重点穴位包括大椎、身柱、命门、腰阳关,在这些穴位进行温灸和点按以激发经气,促进气血畅通、止痛(图 5-4)。接着在膀胱经段(大杼-八髎)上下往复正反旋转移动火罐,配合碾揉、推刮手法进行操作 10~15 次。在大杼、膈俞、脾俞、三焦俞、肾俞穴位轻揉(图 5-4),每分钟 30 次,每个穴位约 1 min,目的是活血化瘀、舒筋通络。最后在肝俞和命门距皮肤 3 cm 处进行温和灸 3 min,以达到补益肝肾之目的。每隔 1 d 进行 1 次疗程,每次约 30 min,每周为 1 个疗程,通常连续治疗两个疗程。

2. 方案二

(1)选穴:双侧肾俞、腰俞、阿是穴和委中穴。

(2)操作方法:患者采取俯卧位,并使用超声电导仪和超声电导耦合电极,在患者腰部和背部最明显疼痛处进行药物透入理疗。透入的药物是双氯芬酸二乙胺乳胶剂，每次30 min，每日1次，连续治疗6 d，休息1 d，共7 d为1个疗程，连续治疗2个疗程。之后进行刺络拔罐治疗。选择双侧肾俞、腰俞、阿是穴和委中穴（图5-4）。患者取俯卧位，局部皮肤进行常规消毒，对每个穴位使用三棱针快速点刺3~5次，然后进行拔罐10 min，吸出瘀血。拔罐后再次对穴位局部皮肤进行常规消毒，并注意保持避水避风。每隔2 d进行1次刺络拔罐治疗，连续进行7次。

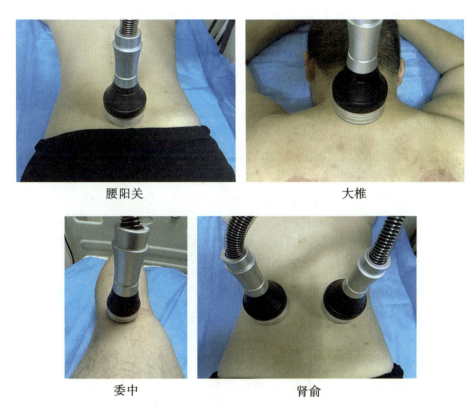

腰阳关　　　　　　　　大椎

委中　　　　　　　　肾俞

图5-4　骨质疏松症部分选穴

3. 方案三

（1）选穴：大椎穴至十七椎沿线。

（2）操作方法：患者采取俯卧位，确保背部皮肤完好无损，清洁施术部位。取适量冬青膏（约5 g），均匀涂抹于大椎穴至十七椎沿线上。将吸气罐放置于大椎穴，并使罐口与皮肤吸附点之间的距离保持在2~4 mm范围内。施术者以每秒2~4 cm的速度，适度用力，沿大椎穴至十七椎连线上来回移动罐体，确保皮肤呈现红晕而未形成瘀斑，持续时间为5 min。走罐结束后，清洁患者腰背部残余冬青膏。在患者背部最疼痛处进行拔罐，确保罐口与皮肤吸附点之间的距离在4~6 mm范围内，并保持罐体吸附5 min。经过5 min后，松开抽气罐顶部活塞并移除罐子，嘱咐患者注意保暖，4 h内避免沐浴。

4. 方案四

（1）选穴：膀胱经第一侧线。

（2）操作方法：沿着膀胱经背部的第一侧线使用七星针进行叩刺。对于血瘀型病患，采用中刺激手法，使得皮肤产生红色，个别部位出现血点为宜；而对于其他病症类型，则采用轻刺激手法，以皮肤泛红为度。在进行叩刺前，在相应部位均匀涂抹凡士林，然后沿着膀胱经第一侧线进行走罐，力度由患者可承受的程度来反复走行，使皮肤出现泛红和充血。留罐的部位包括大椎、肾俞以及疼痛最剧烈的部位，每处留罐 8 ～ 10 min。这种治疗每周进行 2 次，连续进行 3 个月为 1 个疗程，待 1 个疗程结束后进行疗效评估。在治疗期间停用所有可能影响疗效观察的其他药物。

（五）注意事项

1. 严重骨质疏松　对于骨质疏松严重或有新近骨折史的患者，拔罐可能增加骨折风险，应避免使用。

2. 凝血功能障碍　有出血性疾病、血小板减少或其他凝血功能障碍的患者，拔罐可能引起出血不止。

3. 皮肤条件不良　皮肤有感染、炎症、溃疡或开放性伤口的部位不宜进行拔罐。

4. 心脏病患者　心力衰竭或严重心律失常等心脏病患者，拔罐可能加重心脏负担。

5. 孕妇　孕妇或计划怀孕的女性应避免拔罐，特别是在腹部和腰骶部。

6. 精神障碍患者　有严重精神障碍、认知障碍或无法配合治疗的患者，拔罐应慎用。

7. 局部结构异常　骨肿瘤、骨囊肿或其他局部骨结构异常的患者，拔罐可能加重病情或引起并发症。

参考文献

[1] FIRESTEIN G S,BUDD RC,GABRIEL SE.凯利风湿病学[M].栗占国,译.北京:北京大学医学出版社,2020.

[2] 黄桂成.中医筋伤学[M].北京:中国中医药出版社,2016.

[3] 国家中医药管理局.中医病症诊断疗效标准[M].南京:南京大学出版社,1994.

[4] 田元生.强直性脊柱炎特色疗法[M].郑州:郑州大学出版社,2012.

[5] MENSE S,SIMONS D G,RUSSELL I J. Muscle pain:understanding its nature,diagnosis,and treatment[M].Philadelphia:Lippincott Williams & Wilkins,2001.

[6] 陈勇,陈波,陈泽林,等.拔罐疗法的临床及其生物学机制研究[J].世界中医药,2020,11:1643-1650.

[7] 孙燕.刺血拔罐疗法治疗急性软组织损伤84例[J].南京中医学院学报,1994,(2):46.

[8] 何晓升,黄惠芳.电针阿是穴加拔罐治疗落枕60例[J].中国针灸,2000,20(S1):140-141.

[9] 侯文豪,张继玉.针刺配合拔罐治疗落枕疗效观察[J].上海针灸杂志,2012,31(9):673-674.

[10] 李华,文蕾,刘红延.飞腾八法针刺配合刺血拔罐治疗落枕25例[J].中国中医药现代远程教育,2015,13(12):73-74.

[11] 高康.针刺结合拔罐治疗急性颈部软组织损伤40例[J].山西中医,2014,30(8):29.

[12] 王晓红.针刺结合拔罐治疗落枕97例[J].实用中医药杂志,2014,30(6):539.

[13] 肖丽.针灸配合点刺拔罐治疗落枕136例[J].实用中医药杂志,2013,29(9):748-749.

[14] 陈跃芳.针刺后溪穴加拔罐治疗落枕40例[J].中国中医急症,2012,21(7):1119.

[15] 关健美.针刺手三里配合拔罐治疗落枕[J].中国针灸,2011,31(6):566.

[16] 韩斐,李秋,赵晓东.背部腧穴排列拔罐治疗颈椎病疗效观察[J].中国全科医学,2012,15(18):2091-2092.

[17] 王仙梅,周子信.电针围刺加刺络拔罐治疗神经根型颈椎病66例[J].陕西中医,2004,(1):60-61.

[18] 陈春艳,葛林宝,徐鸣曙,等.絮刺拔罐治疗神经根型颈椎病疗效观察[J].上海针灸杂志,2016,35(7):857-860.

[19] 赵萌.竹罐治疗颈型颈椎病98例临床观察[J].天津中医药大学学报,2010,29(1):20-21.

[20] 陈春艳,徐光耀,徐鸣曙,等.刮痧放痧联合拔罐疗法治疗神经根型颈椎病的临床观

察[J].中国中医药科技,2021,28(1):50-52.

[21]孟方,段培蓓,安红丽,等.刮痧联合拔罐治疗颈型颈椎病疗效观察[J].辽宁中医药大学学报,2016,18(7):202-205.

[22]潘佩婵,李玖利,陈惠冰,等.蒸汽竹药罐法治疗神经根型颈椎病风寒痹阻证的疗效观察[J].广州中医药大学学报,2019,36(10):1540-1545.

[23]叶毅君,谢育修,严天玮,等.滚针拔罐法与传统絮刺拔罐法治疗颈型颈椎病:随机对照研究[J].中国针灸,2020,40(12):1299-1303.

[24]金娜来,王波,李国安.杨氏絮刺拔罐疗法治疗颈型颈椎病的临床观察[J].上海中医药杂志,2014,48(8):59-60+63.

[25]曹玉华,尹旭辉.火针结合拔罐治疗神经根型颈椎病疗效分析[J].河北中医药学报,2015,30(3):53-55.

[26]商世杰.委中穴刺络拔罐配合腰部中药塌渍治疗急性腰扭伤疼痛的效果观察[J].长春中医药大学学报,2020,36(3):584-587.

[27]周熙,敖虹,毛翔,等.七星针扣刺配合拔罐治疗急性腰扭伤疗效观察[J].中国中医急症,2017,26(1):103-106.

[28]管恩福,林耐球,刘彦璐,等.正骨手法结合刺络拔罐治疗急性腰扭伤临床研究[J].中国中医急症,2015,24(3):394-395+412.

[29]李志霞,康玉闻,杨原芳,等.牛角罐治疗急性腰扭伤的临床观察[J].中国中医急症,2019,28(12):2200-2202.

[30]黄海婷.扶阳罐温通法治疗急性腰扭伤的临床观察[J].中国民间疗法,2021,29(24):52-55.

[31]程良利.火针加拔罐治疗慢性腰肌劳损疗效观察[J].广西中医药大学学报,2018,21(1):48-49.

[32]黄宝坤,黄建荣.火疗联合拔罐治疗慢性腰肌劳损90例[J].中国民间疗法,2016,24(9):26.

[33]王翠平,张晓彤.阳经排刺合拔罐治疗腰肌劳损36例临床观察[J].湖南中医杂志,2016,32(8):112-113.

[34]李劲松.手法推拿配合针灸拔罐治疗腰椎间盘突出症的临床效果[J].中国医药指南,2023,21(17):132-135.

[35]孙华堂,王文娟,李莉.放血加拔罐治疗腰椎间盘突出症疗效观察[J].上海针灸杂志,2013,32(4):308-309.

[36]吴成祥,洪恩四,朱成波.梅花针加拔罐治疗血瘀型腰椎间盘突出症疗效观察[J].实用中西医结合临床,2012,12(2):32-34.

[37]邱俊.小针刀联合下肢穴位拔罐治疗腰椎间盘突出症疗效观察[J].世界最新医学信息文摘,2019,19(59):291-292.

[38]牛月华,赵明先.刺络拔罐疗法配合温针灸治疗棘上、棘间韧带损伤型腰痛53例

[J].中国民间疗法,2014,22(10):36-37.

[39]陈志祥.扬刺、拔罐治疗棘上韧带损伤49例[J].中国针灸,2006,26(S1):64.

[40]屈亚云,苏心镜.针刀配合拔罐治疗腰3横突综合征临床疗效观察与评价[J].河北医药,2013,35(24):3804-3805.

[41]殷光磊.针灸配合拔罐治疗腰三横突综合征45例[J].辽宁中医杂志,2014,41(4):790-791.

[42]姚怡.刺络拔罐并温针灸治疗强直性脊柱炎临床观察[J].陕西中医,2011,32(6):735-737.

[43]王辉,胡义明.拔火罐治疗急性肩部扭挫伤[J].中医正骨,2002,(3):36.

[44]杨秀毅.温针治疗肩峰下撞击综合征Neer Ⅰ期、Ⅱ期150例[J].中医研究,2019,32(5):59-61.

[45]李孔正.内热针结合推拿治疗肩峰下撞击综合征临床观察[J].中国医药科学,2018,8(21):47-50.

[46]王敦建,陈卓伟,谭志勇.电针肩周八穴治疗肩峰下撞击综合征的临床研究[J].内蒙古中医药,2017,36(18):103-104.

[47]于斯文.针刀联合拔罐治疗肩周炎60例[J].中医临床研究,2020,12(2):94-96.

[48]覃锐,蓝晓露,邱坚.针灸配合刺络拔罐治疗肩周炎35例总结[J].湖南中医杂志,2017,33(11):79-80.

[49]马海霞,郑娟丽,廖媛嫔,等.火龙罐疗法治疗肩凝症临床观察[J].中国中医急症,2024,(4):103-106.

[50]王波,曹雪,唐航,等.针刀疗法联合中药熏蒸治疗旋前圆肌综合征[J].吉林中医药,2020,40(1):124-127.

[51]赖伟强.手法联合针刺疗法治疗旋前圆肌综合征的临床疗效观察[J].中医临床研究,2015,7(34):41-42.

[52]冯骅,吴毛.电针配合手法治疗旋前圆肌综合征17例[J].辽宁中医药大学学报,2009,11(6):184.

[53]袁保丰.针刺配合穴位注射治疗旋后肌综合征232例[J].吉林中医药,2004,(8):45.

[54]徐野根,张建华.针刺治疗旋后肌综合征[J].针灸临床杂志,2002,(1):10-11.

[55]郭蒙帅.针刺手阳明少阴经穴治疗轻中度肘管综合征的临床研究[D].唐山:华北理工大学,2019.

[56]郭蒙帅,宿晓雷,李雪青.针刺治疗肘管综合征临床观察[J].山西中医,2019,35(3):36-37.

[57]张锦华.电针加TDP照射治疗腕部伤筋34例[J].中国针灸,2005,25(S1):103.

[58]宰风雷,侯云霞,程江慧,等.肘端针刺与腕端针刺治疗轻中度腕管综合征的临床研究[J].上海针灸杂志,2021,40(12):1442-1446.

[59]陈玲,薛莉,李树茂,等.远道巨刺结合局部针刺治疗轻中度腕管综合征临床研究[J].中国针灸,2017,37(5):479-482+487.

[60]魏小丽.电针配合十宣放血治疗轻中度腕管综合征临床观察[J].湖北中医杂志,2017,39(6):58-59.

[61]中华中医药学会.梨状肌综合征[J].风湿病与关节炎,2013,2(3):73-75.

[62]谷鹏飞.火针结合刺血拔罐治疗梨状肌综合征(气滞血瘀型)[D].长春:长春中医药大学,2023.

[63]马越,李澎.齐刺阿是穴为主治疗臀中肌综合征医案举隅[J].光明中医,2016,31(8):1161-1162.

[64]孟伟.温针配合刺络拔罐治疗膝骨关节炎60例[J].中国民族民间医药,2010,19(22):108.

[65]孙峰,史晓林,李旭云.针刺配合中药熏蒸治疗急性腓肠肌损伤24例临床观察[J].甘肃中医药大学学报,2016,33(1):58-60.

[66]陆天宝,杨才德.中国穴位埋线疗法系列讲座(64)杨氏3A+疗法"腘五针"埋线针刀治疗腓肠肌损伤临床疗效观察[J].中国中医药现代远程教育,2017,15(23):111-113.

[67]杨桢.刺络拔罐治疗运动后踝关节扭伤35例[J].内蒙古中医药,2014,33(25):47-48.

[68]杨建华,郭灵芝,熊健.针刺结合刺络拔罐治疗急性踝关节扭伤46例临床观察[J].中医药导报,2007,(4):57+59.

[69]郭锋,秦杨鹏,王建强,等.傍针刺"小涌泉"为主治疗跟痛症16例[J].中国针灸,2023,43(4):414+426.

[70]佘畅,贾定严,钟欢,等.温针灸结合刺络拔罐治疗足跟痛32例[J].内蒙古中医药,2017,36(2):121-122.

[71]丰小鹏.小针刀加拔罐推拿治疗足跟痛[J].山西中医,2012,28(1):29.

[72]NICHOLAS M,VLAEYEN J W,RIEF W,et al. The IASP classification of chronic pain for ICD-11: chronic primary pain[J]. Pain,2019,160(1): 28-37.

[73]MANSFIELD K E,SIM J,CROFT P,et al. Identifying patients with chronic widespread pain in primary care[J]. Pain,2017,158(1): 110-119.

[74]ZHANG Y,LIANG D,JIANG R,et al. Clinical,psychological features and quality of life of fibromyalgia patients: a cross-sectional study of Chinese sample[J]. Clinical rheumatology,2018,37(2): 527-537.

[75] HÄUSER W, SARZI - PUTTINI P, FITZCHARLES M - A. Fibromyalgia syndrome: under-,over-and misdiagnosis[J]. Clin Exp Rheumatol,2019,37 Suppl 116(1): 90-97.

[76]刘娟云,崔建欣.解郁安神颗粒联合药罐疗法治疗纤维肌痛综合征临床观察[J].实

用中医药杂志,2017,33(2):136-137.

[77]曹景泉,李颖.针灸抗抑郁药并用治疗纤维肌痛综合征 56 例[J].中医药学刊,2003,(5):813-814.

[78]李常度,符晓英,蒋振亚,等.针罐药结合治疗纤维肌痛综合征的临床研究[J].中国针灸,2006,(1):8-10.

[79]杨镒名.火针刺络拔罐治疗原发性纤维肌痛综合征(气滞血瘀型)的临床研究[D].兰州:甘肃中医药大学,2022.

[80]岳延荣.五脏俞穴位埋线治疗纤维肌痛综合征临床观察[J].光明中医,2019,34(12):1863-1865.

[81]MORIKAWA Y,TAKAMOTO K,NISHIMARU H,et al. Compression at myofascial trigger point on chronic neck pain provides pain relief through the prefrontal cortex and autonomic nervous system:a pilot study[J]. Frontiers in neuroscience,2017,11:186.

[82]JIN F,GUO Y,WANG Z,et al. The pathophysiological nature of sarcomeres in trigger points in patients with myofascial pain syndrome:A preliminary study[J]. European Journal of Pain,2020,24(10):1968-1978.

[83]何玲娜,郑毛雯,郭航,等.圆利针白虎摇头针刺法配合拔罐治疗肩胛肌筋膜炎临床研究[J].四川中医,2023,41(11):187-190.

[84]吴正冰.易罐联合电针治疗腰背肌筋膜炎临床观察[J].光明中医,2023,38(18):3612-3614.

[85]冉鸿燕.游走药罐治疗寒湿夹瘀型肩背肌筋膜炎的临床观察[D].恩施:湖北民族大学,2023.

[86]林欣颖.火刃针结合拔罐治疗腰背肌筋膜炎的临床研究[D].南宁:广西中医药大学,2022.

[87]QIN Y,CAI M L,JIN H Z,et al. Age-associated B cells contribute to the pathogenesis of rheumatoid arthritis by inducing activation of fibroblast-like synoviocytes via TNF-α-mediated ERK1/2 and JAK-STAT1 pathways[J]. Annals of the rheumatic diseases,2022,81(11):1504-1514.

[88]AO L,GAO H,JIA L,et al. Matrine inhibits synovial angiogenesis in collagen-induced arthritis rats by regulating HIF-VEGF-Ang and inhibiting the PI3K/Akt signaling pathway[J]. Molecular immunology,2022,141:13-20.

[89]杨是修.刺络放血拔罐治疗活动期类风湿性关节炎的临床研究[D].武汉:湖北中医药大学,2023.

[90]李冬波,范波鸥.温针灸联合叩刺拔罐治疗类风湿性关节炎临床观察[J].新中医,2017,49(2):135-137.

[91]PROST S,PESENTI S,FUENTES S,et al. Treatment of osteoporotic vertebral fractures[J]. Orthopaedics & Traumatology:Surgery & Research,2021,107(1):102779.

[92] ALARKAWI D, BLIUC D, TRAN T, et al. Impact of osteoporotic fracture type and subsequent fracture on mortality: the Tromsø Study[J]. Osteoporosis International, 2020, 31: 119–130.

[93] ALAWI M, BEGUM A, HARRAZ M, et al. Dual–energy X–ray absorptiometry (DEXA) scan versus computed tomography for bone density assessment[J]. Cureus, 2021, 13(2): e13261.

[94] WONG C P, GANI L U, CHONG L R. Dual–energy X–ray absorptiometry bone densitometry and pitfalls in the assessment of osteoporosis: a primer for the practicing clinician [J]. Archives of Osteoporosis, 2020, 15(1): 135.

[95] MO Q, ZHANG W, ZHU A, et al. Regulation of osteogenic differentiation by the pro–inflammatory cytokines IL–1β and TNF–α: current conclusions and controversies[J]. Human Cell, 2022, 35(4): 957–971.

[96] ALTINSOY K E, UNAT B. The role of bone turnover markers in diagnosis, monitoring, and pathological fractures of osteoporosis [J]. Turkish Journal of Trauma & Emergency Surgery, 2024, 30(5): 323.

[97] 段远芳, 安月, 陈静霞. 刺络拔罐联合超声药物透入治疗绝经后骨质疏松性腰背痛临床观察[J]. 上海: 上海针灸杂志, 2020, 39(8): 1047–52.

[98] 周文娟. 走罐治疗原发性骨质疏松症腰背痛的临床疗效观察[D]. 上海: 上海中医药大学, 2019.

[99] 罗成斌, 徐金龙, 杨增荣, 等. 整体调节针法治疗原发性骨质疏松症的临床研究[J]. 中国骨质疏松杂志, 2016, 22(11): 1459–1465.